Maigrir
et rester mince

ISBN : 2.87901.379.8 – Editeur : 1018.02.05.03.01. – N° d'impression : L 83146

Dr Pierre-Gilles Brunel
Dr Danièle Delaunay-Bretelle

Maigrir et rester mince

Une méthode, 112 menus

ÉDITIONS SUD OUEST

Sommaire

A ma mère,
Danièle

A mes proches et à tous mes patients,
Pierre-Gilles

1. Préambule

Ce livre est né de la rencontre d'un médecin nutritionniste fort de l'expérience de quinze années de consultations, et d'une scientifique avertie, gastronome affirmée à ses heures, et un peu enveloppée...
Le médecin était sûr de sa méthode, la patiente sûre de sa cuisine et... dubitative face au médecin. Ils ont établi un *modus vivendi* : la dame a perdu du poids, le médecin a agrémenté sa méthode de conseils gastronomiques.

Pourquoi est-il si difficile de maigrir, et encore plus de rester mince ? Le sujet est toujours d'actualité, chaque saison amenant son lot de nouveaux régimes miracles. Ceux-ci, malheureusement, ne traitent que de l'amaigrissement et ne consistent souvent qu'en une somme de suppressions alimentaires en tout genre.
Aucun livre ne traite de manière incontestable la sortie d'un régime et la stabilisation d'un poids à long terme. Les conseils restent vagues : « Augmentez progressivement l'alimentation », « Continuez à suivre le schéma du régime, en associant un repas riche de temps en temps », « N'associez pas cet aliment à celui-là », « Faites attention aux quantités de tel ou tel aliment »... Ils sont sanctionnés par une reprise de poids constante.

Or l'alimentation qui permet de tout manger à satiété, sans laisser d'envies particulières et sans risque de grossir, existe.
La méthode que nous vous proposons est une méthode qui évolue par paliers successifs alternant restrictions plus ou moins sévères et pauses avec stabilisation des apports caloriques.
Votre amaigrissement sera conditionné par votre motivation, le but à atteindre, et les impératifs de votre vie quotidienne. Plus la motivation sera grande, plus les niveaux de départ pourront être bas (800 à 1 200 calories), et plus les résultats seront spectaculaires.
Il faut savoir qu'il est difficile de tenir très longtemps à de tels niveaux et qu'il vaut mieux monter à des niveaux caloriques plus élevés plutôt que de suivre mal un régime trop restrictif. Le passage à 1 500 calories apporte un confort plus grand, une relative facilité, bien que les résultats soient moins spectaculaires.

A chaque niveau, tout ce qui permet une efficacité optimale de l'amaigrissement sera expliqué. Ces conseils permettront d'aller deux fois plus vite que tous les régimes habituels.

Si la motivation s'atténue ou si les circonstances ne permettent pas de maintenir des niveaux caloriques assez bas, mieux vaut passer à 2 000, voire 2 500 calories par jour, pour faire une **pause**. Ainsi, vous stabiliserez votre poids pendant quelques jours en mangeant plus et en vous autorisant quelques repas plus riches, vous soufflerez un peu sans risquer de reprendre du poids, si vous choisissez cette option pendant une quinzaine de jours ou un peu plus.

Vous pourrez ensuite reprendre votre régime dans de bonnes conditions – vous aurez pratiquement oublié l'effort précédent. Vous avez déjà perdu 5 à 8 kg en 3 à 4 semaines, vous avez fait une pause et, en reprenant un bas niveau calorique, vous vous apercevrez, ô surprise, que vous maigrirez encore plus vite.

Lorsque le poids idéal sera atteint, vous pourrez alors réaugmenter les quantités alimentaires sans reprendre de poids et retrouver une vie quasiment normale ; vous aurez, depuis longtemps, acquis le coup d'œil ; il sera inutile de peser les aliments, ni de vous peser tous les jours. Vous devrez rester vigilant, mais vous pourrez aller au restaurant, dîner avec des amis, vivre enfin sans contrainte.

En conclusion, vous aurez effectué une véritable **rééducation alimentaire** dont vous et votre famille tirerez bénéfice.

Pour suivre un régime, il faut aussi un guide de la pratique au quotidien. Pour vous aider, nous vous proposons une série de 112 menus (menus de tous les jours, menus de saison, menus de fête) dont nous vous donnons les correspondances caloriques et les recettes précises. La composition des repas est variée, attrayante, équilibrée.

Si tous les plats sont évalués en nombre de calories, l'agrément, la saveur ont aussi été recherchés. Vous pourrez ensuite réaliser vos propres créations en fonction du niveau calorique envisagé, de vos goûts personnels, du temps dont vous disposez.

Nous expliquons également comment vous débrouiller en cas de repas d'affaires, de petits repas au restaurant ou de déjeuner à la cantine. Vous verrez ainsi que chaque jour peut apporter ses petits plaisirs.

2. Présentation de la méthode

« Quand on montre la lune du doigt,
l'imbécile regarde le doigt… »
Confucius

Le poids, un problème de santé publique

La société industrialisée facilite l'obésité dans la population : la sédentarité progressive du travail et la hausse du niveau de vie sont génératrices d'embonpoint. Le pouvoir d'achat des ménages, l'organisation des marchés et la puissance des sociétés agro-alimentaires orientent vers plus de produits industrialisés (plats cuisinés tout prêts). Les liens familiaux entre générations, moins étroits, font disparaître l'éducation alimentaire traditionnelle et empirique. Les femmes travaillent : les courses, la cuisine et le plaisir d'un repas bien préparé sont plus difficiles à assurer. Les enfants mangent peu et mal à table, grignotent entre les repas ; ils construisent leur alimentation selon leurs goûts… savamment orientés par les grandes multinationales de l'alimentation et le modèle dominant américain. En 10 ans, on a constaté une augmentation de 20 % des obésités chez les enfants en France.

Tous ces facteurs entraînent un certain nombre de changements dans nos habitudes alimentaires :

– la consommation des protéines animales se fait aux dépens des protéines végétales. On mange de plus en plus de viandes, de fromages, et moins de légumes frais, secs ou de fruits ; le pain n'a plus l'attrait d'antan ;

– les viandes et les fromages contiennent davantage de graisses dues au mode d'élevage des animaux, plus parqués que sauvages ;

– de même, les sucreries remplacent trop souvent les produits naturellement sucrés tels que les fruits.

Dans tous les pays industrialisés, l'obésité est devenu un problème de santé publique. Malgré des progrès récents, on n'a pas pu déterminer avec précision la part respective du terrain génétique, des facteurs d'environnement, de l'alimentation, des phénomènes métaboliques, hormonaux et psychologiques. En revanche, le problème des conséquences de l'obésité est mieux cerné :

– augmentation de la mortalité cardiovasculaire ;
– augmentation des taux de cholestérol et triglycérides ;
– augmentation du risque de diabète, alors que les autres répercussions endocriniennes, en particulier thyroïdiennes, sont faibles ;
– incidences sur l'hypertension artérielle (quatre fois plus fréquente chez les obèses) ;
– anomalies de l'ovulation et augmentation de la production des androgènes (hormones mâles) induisant une pilosité excessive, une acné, une répartition masculine des graisses, autant de complications mal acceptées ;
– problèmes rhumatologiques associés à l'obésité, en particulier l'arthrose des genoux, des hanches et du rachis.

Il existe incontestablement une relation importante entre la corpulence et le risque de décès.

La demande d'amaigrissement est donc de plus en plus répandue, mais n'aboutit souvent qu'à des insatisfactions, en raison de l'absence d'explication globale de l'alimentation.

Que vous proposait-on ?

Des régimes à très bas niveau calorique (autour de 1 000 calories par jour), extrêmement pénibles à suivre et à poursuivre longuement, de manière constante, jusqu'à l'obtention du poids idéal. Il n'est pas question de choisir ses aliments, encore moins d'apprendre à manger ! Aucune fantaisie n'est possible, le but étant de restreindre les quantités et d'atteindre l'amaigrissement.

Ils aboutissent à d'éphémères résultats. Les plus courageux tiennent quelques semaines puis « craquent », reprennent du poids… et s'y remettent vaille que vaille ou abandonnent. La rigueur de ces régimes faisait que certains médecins proposaient des « coupe-faim » qui aidaient provisoirement à continuer. Mais tôt ou tard, on aboutit à des reprises de poids spectaculaires. Celles-ci se font entre quelques

jours et 3 ans. Elles sont inévitables, dans 100 % des cas !
Ces régimes ont encore la faveur des candidats qui veulent se débarrasser de leur poids comme d'une mauvaise grippe ; ils doivent le faire sans les coupe-faim, désormais interdits.
Les professionnels de la nutrition doivent avoir l'honnêteté de prévenir des échecs de cette démarche :
– échec fréquent de l'amaigrissement ;
– échec constant de la stabilisation.
Quel serait l'astronaute assez fou pour tenter un voyage vers la lune, où l'on n'aurait pas prévu de carburant pour le retour ?

Qu'allons-nous vous proposer ?

Une méthode globale comprenant :

- **amaigrissement ;**
- **réaugmentation progressive des quantités avec sortie progressive du régime ;**
- **enfin, alimentation de stabilisation du poids à long terme.**

Notre méthode repose sur un certain nombre de principes fondamentaux :

1. La première phase du régime consiste en un amaigrissement efficace d'1 à 2 kilos par semaine, voire plus, au tout début. Il sera prévisible et progressif. Il n'y aura pas d'épuisement dans le temps des résultats. Aucune aide médicamenteuse ne sera nécessaire.

2. Nous ne proposons pas qu'un seul niveau de régime comme point de départ, mais plusieurs, selon votre motivation et la vitesse de l'amaigrissement souhaitée. Une personne très motivée et acceptant des restrictions initiales sévères pourra ainsi commencer son régime à 800 calories par jour ; un homme actif choisira de commencer par un niveau nettement supérieur.

3. Les écarts de régime ont des effets catastrophiques – c'est bien là une constatation habituelle, que vous avez pu faire vous-même. Il est impossible de passer d'une période de restriction à une alimentation normale du jour au lendemain : il faut réaugmenter progressivement les quantités alimentaires afin de se mettre dans de bonnes conditions pour supporter des repas riches ou des pâtisseries.

Des programmes de réaugmentation progressive des aliments, des paliers caloriques vous seront proposés, de même que des programme de mise en veille du régime lorsque les conditions d'effort ne seront plus possibles ou moins favorables. Ces périodes de **pauses** bien menées éviteront les reprises de poids tant redoutées.

Quels sont les différents niveaux caloriques envisagés pour perdre du poids ?

Nous vous présentons trois niveaux initiaux de régimes : à 800, 1 200 et 1 500 calories par jour, expliqués en journées types et accompagnés de nombreux exemples de menus.
C'est donc à partir de ces données élémentaires bien précises que vous personnaliserez vous-même votre alimentatation, et cela en fonction :
– de vos habitudes alimentaires antérieures ;
– de votre mode de vie, de votre travail et de votre environnement ;
– de vos propres motivations.

Le niveau à 800 calories est un régime très strict, mal équilibré dans ses apports à cause de sa pauvreté, incompatible avec la vie quotidienne du travail et qui, de toute façon, ne pourra être envisagé que pendant quelques jours et dans des cas bien particuliers. Il pourra être suivi pendant 12 à 15 jours au maximum, avec des résultats spectaculaires lorsqu'il est parfaitement respecté.

Les niveaux à 1 200 et 1 500 calories sont proposés plus fréquemment pour débuter. Vous pouvez donc, soit continuer le régime (si vous l'avez commencé à 800 calories), soit initier votre régime à 1 200 calories (ce qui est beaucoup plus facile), en maintenant cet effort pendant 15 à 20 jours. Ce niveau de régime, déjà équilibré, reste cependant difficile à suivre. Il entraîne des pertes de poids importantes.
Si vous éprouvez de grosses difficultés à suivre le 1 200 calories, il faut envisager de passer à 1 500 calories. Il s'agit là d'un régime équilibré, plus facile à effectuer sans écart. L'amaigrissement est plus faible, mais il est plus facile à soutenir du fait de l'absence de sensations de faim.

Il faut souligner qu'à ces niveaux, chaque écart est extrêmement pénalisant. Un repas riche ou deux à trois écarts sucrés par semaine annulent une semaine de régime. Il vaut donc mieux passer à un niveau supérieur d'alimentation plutôt que de grignoter à un niveau bas. Faire longtemps un niveau plus doux est beaucoup plus efficace et demande un effort moins intense au quotidien. De la véracité de la fable du lièvre et de la tortue...

Comment sortir de cette période initiale ?

Dès que l'on n'arrive plus à suivre correctement des niveaux bas à 800, 1 200 ou 1 500 calories par jour, il faut passer à un niveau dit de **pause** à 2 000 calories par jour. En effet, l'accès à des niveaux caloriques plus élevés permet de calmer la faim et les envies, en particulier sucrées, et d'éviter ainsi une phase boulimique. Ce niveau à 2 000 calories par jour est considéré par les experts de l'OMS (1985) et par le CNERNA (1981) comme celui couvrant les besoins nutritionnels quotidiens d'une femme ayant une activité habituelle.

Toutes les méthodes actuelles considèrent ce niveau comme un niveau de stabilisation, jamais comme pouvant être amaigrissant. Il est vrai que si les conseils alimentaires restent vagues, si l'alimentation est irrégulière dans le nombre d'aliments et dans les quantités de chaque aliment d'un repas à l'autre, vous stabilisez votre poids à 2 000 calories par jour. En revanche, si vous le réalisez comme nous allons vous l'expliquer – c'est la clef du succès –, *ce niveau sera encore amaigrissant chez 90 % des femmes (!)*, après une période d'adaptation de quelques jours à quelques semaines.

De la même manière, vous passerez de 2 000 à 2 500 calories par jour, si les conditions permettant un amaigrissement ne sont plus réunies. Et sans vous culpabiliser !

Si le poids idéal n'est pas encore atteint, il faudra rester à ce niveau de pause pendant quelques semaines ou davantage, puis reprendre un niveau d'amaigrissement dès que les conditions nécessaires seront à nouveau réunies. Ainsi, on peut recommencer un régime strict à 1 200 puis 1 500 calories par jour après une pause à 2 000. Vous constaterez alors que l'amaigrissement est encore plus rapide que dans la période initiale du régime.

Si vous avez atteint le poids désiré ou si vous ne vous sentez plus motivé pour continuer les niveaux bas après être passé par les niveaux de réaugmentation, il faut envisager la sortie du régime et la stabilisation du poids acquis.

La sortie du régime

Comment stabiliser son poids ?
Il ne faut pas dire : « Je me contente de manger peu les jours où je n'ai pas le temps ou l'envie de manger, et je fais ce que je peux les jours où j'en aurai l'occasion ». Stabiliser son poids, c'est avoir une alimentation apportant ce dont on a besoin et pas moins, pour se permettre ce dont on a envie, sans risquer de regrossir.

Les niveaux dits de stabilisation s'échelonnent entre 2 000, 2 500, 3 000 ou 3 500 calories par jour, selon le sexe et les individus.
Nous venons de voir que la réaugmentation des niveaux caloriques se fait par paliers progressifs (2 000 à 2 500, etc.).
Après quelques jours d'adaptation accompagnés d'une reprise de poids passagère, l'amaigrissement reprend. Il faut alors de nouveau augmenter son alimentation, jusqu'à trouver son niveau de stabilisation : le niveau où il n'y a plus d'amaigrissement est le niveau de stabilisation. Plusieurs semaines sont souvent nécessaires pour se faire une idée du niveau exact de stabilisation.
Quand ce stade est définitivement atteint, un repas riche n'entraîne plus de reprise de poids ou à peine ! Cela est fondamental à obtenir, afin de s'assurer d'un résultat définitif. Ce niveau constituera l'alimentation à consommer régulièrement. Tout ce qui était à éviter pendant le régime pourra être réintroduit d'une certaine manière.
Cet état d'équilibre nouveau sera à personnaliser en fonction des goûts, des obligations sociales et professionnelles de chacun. L'utilisation des équivalences caloriques (voir chapitre 6) permettra de faire sans risque quelques entorses à la régularité habituelle de votre nouvelle façon de manger.
Il s'agit donc d'améliorer votre hygiène alimentaire actuelle. Les conditions à respecter sont de ne pas avoir d'a priori, de vous laisser

conduire, de faire des repas équilibrés, de ne pas sauter de repas, d'accepter certains aliments, même s'ils vous plaisent un peu moins… et de manger souvent plus qu'avant !
A la sortie du régime, phase essentielle pour laquelle nous pensons donner des explications novatrices, vous retrouverez l'heureux équilibre d'une nouvelle vie.

Nous souhaitons vous montrer qu'il est possible de maigrir vite et bien, et de rester mince à long terme, en menant une vie normale.
En cela, nous rejoignons parfaitement certaines thèses en vogue critiquant la poursuite effreinée de régimes excessifs et inefficaces. En revanche, interpréter l'échec de l'amaigrissement comme dû uniquement à une approche psychologique inadéquate nous paraît réducteur. Il est certes bien connu que le stress ou les chocs affectifs rendent l'amaigrissement moins spectaculaire – mieux vaut alors conseiller une mise en route du régime à petite vitesse, ou recommander momentanément un simple niveau de stabilisation.

3. Causes d'échec des différents régimes

Avant d'envisager les causes d'échec des régimes traditionnels, quelques notions sur le métabolisme sont nécessaires.

Qu'entend-on par métabolisme de base ?

Au repos, nous dépensons de l'énergie pour que nos poumons respirent, pour que notre cœur batte, pour que notre température corporelle soit bien régulée... C'est ce que l'on appelle le métabolisme de base.
Au moindre mouvement, s'ajoutent les dépenses d'activité qui sont compensées par l'énergie apportée par l'alimentation. Tous les aliments que nous mangeons fournissent de l'énergie.
Pour évaluer l'énergie, on utilise encore dans la pratique la calorie (cal). Selon le type et la quantité d'aliment, l'apport énergétique est différent. Ainsi, pour 1 g d'aliment :
– les protéines (viandes, poissons...) apportent 4 calories ;
– les lipides (graisses) apportent 9 cal ;
– les glucides (fruits, sucres...) apportent 4 cal ;
– l'alcool apporte 7 cal.

Il est facile dès lors de calculer l'apport énergétique de chaque aliment. A titre d'exemple, 100 g de riz blanc contiennent 2,3 g de protéines, 0,2 g de lipides, 26,3 g de glucides : l'apport énergétique est donc de 119 cal.

Selon les données officielles, l'évaluation des besoins nutritionnels quotidiens est :
• *Pour un homme :*
– de 2 100 calories par jour, pour une personne ayant une activité réduite ;
– de 2 700 calories par jour, dans le cas d'activité habituelle ;

– de 3 000 calories par jour, pour une activité physique importante ;
– de 3 500 calories par jour, pour une personne effectuant de gros travaux plusieurs heures chaque jour.
• *Pour une femme :*
– de 1 800 calories par jour, pour une personne ayant une activité physique réduite ;
– de 2 000 calories par jour pour la majorité de la population féminine ayant une activité habituelle ;
– de 2 200 calories par jour pour une activité importante.

Les échecs des nombreux régimes proposés ont essentiellement quatre causes

1. L'ensemble des régimes est établi à partir des données précédentes sur l'évaluation des besoins quotidiens, or celles-ci sont erronées

Notre expérience nous a montré qu'en réalisant une journée alimentaire d'une certaine manière, en rectifiant certaines irrégularités, on peut stabiliser un poids à des niveaux supérieurs à ce qui est communément proposé. Ainsi, 90 % des femmes et 100 % des hommes maigrissent à 2 000 calories par jour ; 40 % des femmes et 100 % des hommes maigrissent à 2 500 calories par jour.
Cela permet une stabilisation à 2 500 voire 3 000 calories par jour chez une femme, et 3 000 voire 3 500 calories par jour chez un homme.
La différence entre ces deux évaluations fausse tout. Tous les régimes avoisinant 1 000 calories par jour sont donc très (trop) éloignés de l'alimentation normale, ce qui est la cause de tous leurs échecs. En effet, en suivant ce type de régime, la faim est très rapidement omniprésente. Comment tenir des semaines entières, sans « craquer », sachant qu'un repas riche annule une semaine d'amaigrissement ?
D'où l'idée de proposer des niveaux à 800 ou 1 200 calories par jour, mais aussi à 1 500 voire 2 000 calories par jour pour un amaigrissement très doux. Plus on augmente le niveau quotidien d'alimentation, moins un repas riche fait reprendre de poids. Et au niveau où

l'on stabilise réellement son poids, un repas riche n'entraîne aucune reprise de poids ou presque.
De cela, on déduit qu'un niveau bas de régime doit être fait sans écart pour être efficace ; et qu'il est obligatoire d'augmenter progressivement l'alimentation avant d'accepter des repas d'invitation. Le niveau à 2 000 calories par jour est le premier où un repas riche fait moins reprendre que ce que l'on a perdu dans une semaine.

2. Les régimes proposés sont trop stricts, entre 600 et 1 200 calories habituellement

Ces régimes ne proposent qu'un seul niveau, à réaliser le plus longtemps possible ! Souvent limités à deux ou trois aliments par repas, ils sont déséquilibrés dans leurs apports en glucides, lipides, protides, acides aminés, etc., car l'éventail d'aliments proposés n'est pas complet. En outre, ils sont très éloignés d'une vie alimentaire normale : sachets, protéines liquides, régimes dissociés, régime avec œuf plus pomme midi et soir ! La pensée unique semble être : « Mangez le moins possible, vous maigrirez ».
Bien sûr, il semble logique de restreindre l'alimentation pour maigrir, mais pourquoi à un seul niveau, au niveau le plus bas possible et pendant aussi longtemps ?
A l'époque où les coupe-faim étaient de prescription médicale courante, il était plus facile de tenir ces régimes longtemps. Avec un tempérament solide, ils aboutissaient effectivement à des amaigrissements spectaculaires. Mais ces médicaments ayant entraîné des échecs retentissants concernant la reprise de poids et ayant même provoqué des accidents (cardiaques, nerveux...), ils ont été retirés du commerce. Ce qui rend ces régimes d'autant plus privatifs et difficiles à réaliser actuellement.
Par ailleurs, le corps s'habitue aux régimes basses calories. Moins on mange et moins on élimine ! Pendant l'effort du régime, la restriction sans régularité ne suffit plus au bout de quelques semaines, l'amaigrissement s'arrête vite : le corps résiste ! Au bout de quelques années de restriction « à tout va », vous aurez beau essayer tel ou tel régime où la restriction est la seule indication, il n'y aura aucun résultat ou très peu... Ces régimes à niveaux très bas ne peuvent donc en aucun cas servir de rééducation alimentaire.
Ils privent en outre d'un immense plaisir, celui de bien manger. Il est impossible, à 1 000 calories par jour, de couvrir le choix des 6 000 ali-

ments à notre disposition. Par facilité, l'ensemble de ces régimes mettent de côté les féculents, le pain, les charcuteries, le vin ou les alcools, les assaisonnements… ce qui ne peut être concevable avec une alimentation au long cours. Tous les produits d'assaisonnement y sont bannis, on utilise les « allégés » de beurre, de crème, de fromages…

Avec l'arrêt des médicaments ou lorsque la motivation flanche, de grandes phases d'anarchie et de boulimie apparaissent. La reprise de poids se fait invariablement en quelques semaines ou quelques mois, facilitant un sentiment d'impuissance, et parfois de grosses dépressions nerveuses.

3. Les niveaux de stabilisation sont proposés soit de manière imprécise, à un niveau trop bas, soit à peine à 2 000 calories par jour pour les femmes

En réalisant une alimentation aux trois repas à 2 000 calories par jour, avec une bonne régularité d'un jour sur l'autre, nous avons, dans la grande majorité des cas, un amaigrissement ; nous sommes donc en légère restriction, ce qui facilitera des envies de grignotage, de compensation.

A ce niveau en fait insuffisant, chaque période de grignotage ou chaque repas riche auront encore des conséquences importantes sur la reprise de poids ! Nous verrons plus en détail qu'à ce niveau, un repas riche par semaine vous fait moins reprendre de poids que ce que vous avez perdu dans la semaine, mais s'il y en a plusieurs, vous grossissez.

La stabilisation devient alors impossible : chacun doit compter avec un repas plus riche et quelques petits écarts par semaine, mais souvent beaucoup plus à certaines périodes de l'année.

4. L'absence de rééducation alimentaire à long terme

Comment mangez-vous ?

Le petit déjeuner est souvent sauté et les repas souvent arrêtés lorsqu'on n'a plus faim, se limitant alors au plat principal. Il n'y a pas de régularité du nombre d'aliments d'un repas sur l'autre. Les jours de hâte ou de stress, un repas est souvent carrément sauté. L'irrégularité des repas entraîne un grignotage selon l'humeur du moment. Bien souvent, on ne mange que par envie. On n'arrive pas à manger si l'on n'a pas faim.

Voilà quelques éléments à modifier si vous voulez réussir à maigrir, puis à ne pas reprendre de poids.

La solution

Nous proposons dans cet ouvrage un amaigrissement sûr et rapide, en donnant le maximum de conseils et petits « trucs » pour simplifier l'effort. En ouvrant le choix à des repas pour toute la famille, en expliquant les équivalences de repas pour les jours pressés, les plus réfractaires y trouveront leur compte. La plus grande variété possible a été donnée dans le choix des aliments, même si cela alourdit parfois l'explication.

Il faut comprendre l'intérêt de l'indispensable « sortie de régime » : on ne peut passer d'une alimentation stricte à une vie sociale normale d'un seul coup. Les quantités de chaque aliment de chaque repas sont augmentées de manière régulière, par paliers de 500 calories : 1 500 à 2 000, 2 000 à 2 500 calories par jour. On peut ressentir à ces niveaux des difficultés à tout manger : il faut apprendre à le faire.

On va rechercher ensuite quelle est l'alimentation à suivre définitivement : il s'agit de l'alimentation à suivre quand on est arrivé à son poids idéal ou quand on n'arrive plus à faire correctement le régime. Cette alimentation doit être équilibrée, non restrictive, facile à assurer, permettant des repas d'invitation fréquents et quelques sucreries par semaine, sans conséquence.

Ce qu'il ne faut pas faire :
Suivre un régime fondé uniquement sur la restriction. Comme si on pensait gagner une compétition automobile en étant toujours à fond !
Croire qu'après un amaigrissement avec ce type de régime, on va stabiliser « en faisant attention » à ce qu'on mange. Si c'était si facile, cela se saurait !

Ce qu'il faut faire :
La solution existe dans une méthode globale.
Il faut concevoir l'amaigrissement, les paliers progressifs de réalimentation, puis la recherche du niveau alimentaire pour une stabilisation du poids à long terme, comme les différentes étapes d'un même ensemble.

---

4. Notions fondamentales sur l'alimentation

Chaque aliment contient une part plus ou moins importante d'eau, de protéines, de glucides, de lipides, de vitamines et d'éléments minéraux. Pour bien jongler avec ses repas, il faut avoir quelques notions sur ce qu'apporte tel ou tel aliment.

Les différents aliments et les besoins nutritifs

Les glucides, ce sont les sucres

Leur rôle principal est de fournir de l'énergie à l'organisme pour lui permettre de réaliser le fonctionnement normal de ses cellules. Il en existe deux catégories, selon qu'ils sont absorbés plus ou moins rapidement par l'organisme :
– les sucres « rapides » : le glucose, le sucre du commerce, les jus de fruits, les confiseries ;
– les sucres « lents » : les féculents (les pommes de terre, les légumes secs...) ou les céréales, les fruits et le pain.
C'est une bonne chose de consommer des aliments rapidement absorbés en cas de manque énergétique, mais le reste du temps, il vaut mieux utiliser des sucres lents, digérés lentement, fournissant un apport en énergie régulier avec une sécrétion en douceur d'insuline par le pancréas.
S'il est pris à table, un sucre dit « rapide » voit ralentir son absorption, mais n'oubliez pas qu'il faut avant tout prendre en considération sa quantité : un carré de chocolat équivaut à 55 calories... une plaque... !
Après absorption, les glucides d'origine alimentaire sont essentiellement transformés en glucose. Celui-ci représente pour les cellules de

l'organisme l'élément énergétique privilégié. Il va être utilisé au fonctionnement des différents métabolismes ou mis en réserve. Les glucides non utilisés sont stockés en glycogène ou transformés en graisses.

L'apport glucidique doit constituer 55 % de la ration globale, alors qu'il est actuellement de 45 % pour l'ensemble de la population française.

Le sucre et les produits sucrés ne doivent apporter que 10 % des besoins, le reste étant donné par les sucres lents.

Quels sont les aliments contenant des glucides et en quels pourcentages ?

Teneur en glucides des différents aliments.

0 % ou traces de glucides	Fromages, graisses, œufs, poissons, viandes, alcool, vins (rouges ou blancs secs)
5 % de glucides	Lait, laitages, légumes verts : salades, tomates, concombres, asperges, champignons, haricots verts, salsifis, choux-fleurs…
10 % de glucides	Artichauts, betteraves, carottes, céleris, petits pois, choux de Bruxelles…
15 % de glucides	Fruits frais
20 % de glucides	Banane, riz cuit, pâtes cuites, légumes secs cuits, pomme de terre, raisin, noix, noisette, yaourt aux fruits
55 % de glucides	Pain, croissant
75 % de glucides	Biscottes, farine de blé, de maïs
80 à 100 % de glucides	Sucre blanc, miel, confitures, gâteaux secs, corn flakes

Nous distinguerons aussi :
• *Les légumes du premier groupe :* ceux qui contiennent 5 % de glucides : légumes verts, tomates, concombres, asperges, champignons...
• *Les légumes du deuxième groupe :* ceux qui contiennent 10 % de glucides : artichauts, betteraves, carottes...
• *Les aliments glucidiques du troisième groupe :* ceux qui contiennent 20 % de glucides : riz, pâtes, légumes secs, pommes de terre...

Les boissons sont également plus ou moins riches en glucides.

Boissons en grammes de glucides par litre.

Jus de fruits	85 g
Coca-cola	110 g
Bière	40 g
Vin rouge	1,6 g

Les lipides, ce sont les graisses

Ils jouent un rôle de carburant des cellules et ils transportent les vitamines liposolubles (D, E...). Certains de leurs constituants, tels que les acides gras essentiels, sont indispensables à la croissance et ils participent à de nombreuses chaînes métaboliques.
Ils correspondent aux graisses alimentaires. On distinguera deux catégories :
– les graisses visibles : beurre, margarines, huiles, gras des viandes et charcuteries ;
– les graisses invisibles : œufs, viandes, oléagineux (noix, cacahuètes, avocats), fromages, chocolat, pâtisseries, etc.
Chacun connaît la part que tiennent les graisses dans l'apport calorique et dans l'origine de l'obésité et de l'athérosclérose.
L'apport quotidien conseillé est de 30 % de l'alimentation, alors qu'il est actuellement de 40 % pour l'ensemble de la population française.
A force de répéter qu'il est malsain de consommer des aliments réputés faire grossir comme le pain, les farineux, etc., les abonnés aux régimes consomment de plus en plus de fromages ou de viandes : pensant manger plus de protéines, ils absorbent plus de lipides. Or, il faut essayer de limiter les lipides, mais surtout les choisir...

• Pour les *graisses visibles*, préférer les huiles végétales (tournesol, olive, colza) qui sont conseillées dans les régimes des hypercholestérolémies et sans inconvénient sur le plan cardiovasculaire. Néanmoins, à quantité égale, elles restent aussi caloriques que les graisses animales. Les huiles végétales peuvent être utilisées pour toutes les formes de fritures, sans trop les chauffer, en les changeant régulièrement, avec une préférence pour l'huile de tournesol.
Le beurre s'utilise en fine couche sur les tartines et pour cuisiner il convient d'utiliser des poêles à revêtement antiadhésif.
Les margarines, de plus en plus utilisées, comportent un mélange très variable de graisses animales et végétales. Le choix doit se porter sur celles qui sont riches en acides gras polyinsaturés : la margarine au tournesol, par exemple.

• Pour les *graisses invisibles*, certaines graisses animales sont faciles à limiter comme le saindoux et la graisse d'oie. En revanche, l'apport quotidien de graisses cachées dans d'autres aliments est beaucoup plus délicat à contrôler comme dans les viandes, fromages, laitages, etc. ou les plats tout préparés.

• La teneur en graisse des *viandes, volailles, poissons* est sujette à de grandes variations (2 à 25 %, voir tableau en page suivante). Il faudra donc définir une certaine fréquence d'apport hebdomadaire de ces viandes riches en graisses (et en calories) et les quantités à consommer. En retour, il conviendra d'augmenter la fréquence des viandes maigres, des volailles, et prévoir du poisson deux ou trois fois par semaine.

• Il en va de même avec les *charcuteries* : il faut en personnaliser la fréquence, les quantités, et savoir diminuer la viande du repas si l'on veut en prendre davantage : 50 g apportent entre 200 et 300 calories… A titre d'exemple :

	Graisses pour 100 g
Saucisse de Francfort	28 g
Jambon de Paris	10 g
Jambon fumé	15 g
Boudin noir	30 g
Rillettes	42 g
Chipolatas	30 g

Teneur en graisses des viandes, volailles, poissons.

Viandes, volailles, poissons très maigres : moins de 5 % de graisses	
Merlan : 0,6 %	Truite : 2,4 %
Sole : 1,7 %	Dorade : 3,5 %
Viandes, volailles, poissons maigres : moins de 10 % de graisses	
Sardine : 5 %	Filet de bœuf : 4 %
Rouget : 7,8 %	Gibier : 3 %
Cervelle : 9 %	Rognon : 6 %
Cheval : 2 %	Poulet : 6 %
Foie : 5 %	
Viandes, volailles, poissons moyennement gras : 10 à 20 % de graisses	
Maquereau : 11 %	
Thon : 13 %	
Canard : 10 à 25 %	
Veau :	– Escalope de veau : 10 %
	– Côtelette de veau : 10 %
Bœuf :	– Beefsteak : 5 à 21 %
	– Noix : 12 %
Viandes, volailles, poissons gras : 20 à 30 % de graisses	
Bœuf :	– Culotte : 25 %
	– Aloyau : 22 %
Porc :	– Côte : 30 %
	– Filet : 25 %

• Pour les *fromages*, il faut, avant de regarder leur teneur en matières grasses, savoir s'il s'agit d'une pâte molle ou dure. Les pâtes molles ont une teneur en eau plus ou moins importante, allant jusqu'à 50 % pour le camembert. La teneur en matières grasses s'exprime par rapport au poids sec de l'aliment ; ainsi, un camembert à 50 % de matières grasses n'en contient réellement que 20 à 25 %.
Et, contrairement à ce que beaucoup peuvent penser, les fromages à pâtes dures accusent réellement une teneur en corps gras élevée, comme le comté, le gruyère, ou les fromages de Hollande.

• Pour les *fruits oléagineux*, il y a un mélange de lipides et de glucides :

	Lipides pour 100 g	Glucides pour 100 g
Châtaignes	3 g	42 g
Avocat	20 g	6 g
Amande	54 g	17 g
Noix	60 g	15 g
Olive verte	11 g	5 g

Les protéines, ce sont les viandes, les œufs, les poissons ou les fromages

Les protéines sont nécessaires à la croissance et entrent dans la constitution des organes, de la peau, des muscles. Ils interviennent dans la synthèse des hormones, luttent contre les infections en participant à l'élaboration des anticorps qui sont des protéines particulières.
Les aliments contenant des protéines ont pour la plupart été décrits dans les aliments riches en lipides : viandes rouges, blanches, volailles, fromages. Il reste les poissons, les crustacés, les abats et les œufs qui ont un rapport protéine-lipide intéressant.
La ration calorique quotidienne recommandée est de 15 % alors qu'elle représente actuellement 11 % pour l'ensemble de la population française.

• Pour les *viandes rouges et blanches*, riches en lipides, il n'est pas question de les supprimer, car elles font partie du plaisir de la gastronomie française et ont un réel intérêt dans l'équilibre alimentaire.
En effet, l'absence de viande dans un repas en diminue conséquemment l'apport calorique ; il faut se méfier d'un apport trop fréquent en poissons ou œufs – insuffisants sur le plan calorique – qui facilitera quelques heures plus tard faim ou envies ; elle induira un grignotage bien plus gênant pour le poids.
On peut donc conseiller un repas par jour ou tous les deux jours avec une viande rouge ou blanche : bœuf, veau, porc, mouton, et une charcuterie une ou deux fois par semaine. Cela dépendra du niveau calorique quotidien, de la dépense physique...

• Le *poisson* est remarquable dans le sens où il apporte autant de protéines que les viandes (20 à 25 g pour 100 g), sans les graisses. Il est inutile de tenir compte des poissons gras ou maigres, car la plupart des poissons gras sont deux à trois fois plus légers que n'importe quelle viande.

• Les *abats* (foie, langue, rognons, cœur) constituent un apport intéressant en protéines. L'apport en lipides est modeste, mais surtout, l'apport en vitamines A, B1, B2, PP et C est satisfaisant, et justifie une consommation hebdomadaire. Attention, la cervelle contient peu de protéines, mais beaucoup de cholestérol.

• Les *œufs* représentent un apport en protéines non négligeable ; le jaune d'œuf contient 300 mg de cholestérol, mais en contrepartie le blanc d'œuf contient une composition d'acides aminés reconnue unanimement comme l'équilibre optimal.
La consommation à proposer est de deux œufs, deux à trois fois par semaine.

Les protéines possèdent en commun une absence presque totale de glucides, un éventail important en facteurs vitaminiques, un contenu calcique faible, et un taux de lipides variable.

• La teneur en protéines des aliments d'origine végétale est par contre faible :

	Protéines pour 100 g
Pâtes cuites	5 g
Légumes secs	20 g
Pain	7 g

Le besoin quotidien en protéines doit être supérieur à 55 g et d'environ 1 g de protéines par kg de poids corporel.

Les acides aminés

Les protéines contiennent comme élément de base les acides aminés. Chaque protéine se caractérise par un nombre et un type d'acides aminés variables. Parmi la vingtaine d'acides aminés qui constituent les protéines du corps, certains peuvent être obtenus à partir d'autres acides aminés. Certains au contraire doivent être apportés par les aliments, car l'organisme ne peut les synthétiser : on les appelle acides aminés indispensables. Ils sont au nombre de huit : l'isoleucine, la leucine, la lysine, la méthionine, la phénylalanine, la thréonine, le tryptophane et la valine.

• Les *protéines d'origine animale* possèdent ces huit acides aminés en quantités :
– les viandes rouges et blanches, le poisson, les œufs, la charcuterie ;
– le lait, les fromages et les yaourts contiennent des protéines en qualité mais en moindre quantité.

• Les *protéines d'origine végétale* sont moins bien fournies :
– les légumineuses (pois, haricots blancs...) sont pauvres en méthionine ;
– les céréales (pain, flocons, riz...) sont pauvres en lysine.
Néanmoins, le déficit ne portant pas sur le même acide aminé, si l'on utilise ces deux sources, il y a complémentarité. Celle-ci est d'ailleurs utilisée largement dans les régimes végétariens

Les vitamines (voir tableau ci-contre)

Elles jouent un rôle dans le métabolisme. L'organisme ne sait pas les synthétiser et l'alimentation doit les apporter. On dénombre treize vitamines : les huit vitamines B et la vitamine C sont hydrosolubles ; les vitamines A, D, E et K sont liposolubles.
Une carence importante entraîne des maladies :
– le déficit en vitamine C se traduit par le scorbut ;
– le déficit en vitamine D est à l'origine du rachitisme chez l'enfant, de troubles de déminéralisation chez l'adulte ou la personne âgée ;
– la carence en vitamine B12 et en vitamine B3 (pellagre) entraîne des anémies particulières et touchent les végétaliens ;
– plus fréquemment, des sub-carences en vitamines A, B1, B6, C et E entraînent une baisse de forme, une nervosité et des troubles de la mémoire.

Les sels minéraux

Le phosphore, le calcium, le magnésium, le sodium, le potassium, le chlore sont les sels minéraux majeurs. Les besoins journaliers sont de l'ordre du gramme. Un manque de calcium se traduit par des troubles nerveux et osseux. L'usage prolongé de laxatifs ou de diurétiques peut conduire à un état de carence en potassium.
C'est surtout en ce qui concerne le calcium qu'il convient d'être attentif sur le plan alimentaire. Il est apporté par les laitages, les

Meilleures sources alimentaires.

	Vitamines liposolubles
A	• *Aliments d'origine animale :* beurre, lait, fromage, jaune d'œuf, foie • *Aliments d'origine végétale :* légumes verts, carottes, abricots, poivron rouge
D	Poissons gras, foie de poisson, œufs, beurre, lait, fromage, foie et viande
E	Huiles de tournesol, de pépin de raisin, amandes, légumes verts, poissons gras
K	Légumes verts (choux, cresson, épinards), foie, viande
	Vitamines hydrosolubles
B1	Levure de bière, porc, foie, rognons, céréales et pain complets, légumes secs, pommes de terre
B2	Levure de bière, lait, fromage bleu, germe de céréales, amandes, viandes et pâté, poisson, œufs, champignons
B3 ou PP	Levure de bière, légumes secs, cacahuètes, céréales, pain complet, foie, viande, volaille, poisson
B5	Foie, viande, poisson, œufs, céréales complètes, noisettes
B6	Abats, viande, volaille, poisson, œufs, fromage, noix et noisettes, germe de blé, légumes, pommes de terre, pain, céréales complètes
B8	Dans presque tous les aliments, mais surtout foie, œufs, légumes secs, pain complet, fromage, laitages
B9	Foie, levure de bière, épinards, salade verte, persil, choux, noix
B12	Viande, volaille, abats, poisson, œufs, laits et dérivés
C	Fruits et légumes, cassis, fraises, kiwi, agrumes, cresson, pommes de terre

légumes comme le chou, certaines eaux minérales.
Le magnésium se trouve dans les légumes verts à feuilles bien colorées, les fruits oléagineux, les légumes secs, les céréales complètes, le chocolat et dans certaines eaux minérales (Contrex, Badoit).
Le phosphore est apporté par le lait, le fromage, le poisson et les fruits de mer, la viande.
On trouve du potassium dans les fruits frais (bananes) et secs, les légumes comme les légumineuses et le chocolat.

Les oligo-éléments

Le fer, le zinc, le cuivre, l'iode, le sélénium, le chrome, le manganèse, le cobalt et le molybdène sont les principaux oligo-éléments. Les besoins journaliers sont de l'ordre de quelques milligrammes par jour. Les anémies par insuffisance en fer guettent les végétariens, les femmes enceintes et les jeunes enfants au cours de la croissance.
Le fer est apporté par les viandes, les abats et les poissons ainsi que les céréales. L'iode se trouve dans le poisson et les fruits de mer. Les légumes, les fruits ainsi que les céréales en contiennent. En France, on conseille de manger du poisson de mer ou des coquillages une à deux fois par semaine ainsi que du sel enrichi en iode.

Les boissons

L'eau

L'organisme humain est composé en majorité d'eau : le nourrisson en est constitué à 75 %, l'homme adulte à 60 %, et à 50 ans elle baisse à 50 %. L'eau a un rôle de transport des divers éléments organiques à travers l'organisme, et un rôle de solvant de composants essentiels. Le besoin réel en eau est de 2,5 à 3 litres par jour, mais le besoin théorique est de 35 ml/kg/j, en climat tempéré.
Les besoins sont assurés par :
- 1 litre par les boissons,
- 1 litre par les aliments,
- 350 ml d'eau métabolique, qui naît de réactions métaboliques des divers constituants cellulaires.

Il vaudra mieux boire entre les repas et peu à table. N'exagérez pas les volumes, cela ne sert à rien si vous n'avez pas une grosse activité physique.
Quelle eau choisir ? De source ou minérales, elles sont toutes bonnes. L'eau de source provient d'un gisement souterrain et doit être apte à la

consommation, sans traitement. L'eau minérale, provenant des mêmes nappes, est dotée de propriétés favorables à la santé. A titre d'exemple, la Badoit est magnésienne, calcique et bicarbonatée ; la Contrex est une eau sulfatée, calcique et magnésienne. L'Evian et le Perrier, faiblement minéralisés, peuvent être consommés dans un régime sans sel. Le Vichy Célestins et le Vichy Saint-Yorre sont des eaux bicarbonatées sodiques.
L'eau du robinet, qu'utilisent six Français sur dix, peut être consommée sans modération. Vous pouvez vous renseigner sur les résultats des analyses de l'eau à la mairie, au service des eaux, à la DDASS. Malgré toutes les critiques, cette eau reste le produit le plus contrôlé.

Les boissons sucrées

Les jus de fruits contiennent des vitamines, des minéraux, des oligoéléments ainsi qu'une forte quantité de sucre (100 g/l). Un grand verre de 200 ml apporte environ 80 à 100 cal.
Les boissons aux fruits doivent contenir plus de 12 % de jus de fruits.
Les sodas aromatisés aux fruits, limonades, boissons au cola, bitter et tonic, gazéifiés par du gaz carbonique, contiennent une quantité importante de sucre (130 g/l) et ont en outre, selon le cas, de la caféine, de la quinine, des colorants et des conservateurs.

Les boissons light

Le sucre est remplacé par des édulcorants comme l'aspartam. Selon qu'il s'agit de boissons au cola ou aux fruits, un verre n'apporte qu'entre 1 et 10 cal.

Le vin

Consommé depuis des siècles en France, le vin est encore la boisson alcoolisée la plus importante de l'alimentation. Sans en faire son apologie, il faut souligner des effets thérapeutiques mis en avant récemment : certaines enquêtes épidémiologiques ont montré qu'une quantité modérée de vin pouvait avoir une action bénéfique dans la prévention des maladies cardiovasculaires (paradoxe français). Il aurait en outre un effet sur la diminution de l'apparition de la maladie d'Alzheimer.
Dans ce cas, un verre ou deux par repas ne peuvent être déconseillés ; il suffira d'en tenir compte sur la carte calorique de la journée.

La bière

Obtenue par fermentation alcoolique d'un moût fabriqué avec du houblon et du malt d'orge pur, la bière contient 440 calories et 35 g

de glucides par litre pour une bière de luxe, ce qui équivaut à une bonne part de spaghettis.
Elle va de moins de 2° à moins de 7°.

L'équilibre alimentaire

Maintenant que chaque aliment ou groupe d'aliments ont été esquissés, il faut savoir qu'un aliment à lui seul ne peut expliquer une prise de poids, un problème digestif ou un quelconque problème de santé. Aucun aliment ne peut, à lui seul, offrir l'ensemble des nutriments indispensables en quantités appropriées.
C'est la raison pour laquelle une classification des aliments basée sur leurs atouts nutritionnels essentiels a été établie par les instances officielles. Elle comprend six groupes :
– viandes, poissons, œufs ;
– légumes et fruits frais ;
– féculents, céréales, pain ;
– lait et produits laitiers ;
– matières grasses ;
– produits sucrés.
Si l'on associe des aliments de ces six groupes différents, on reçoit des apports très diversifiés. Si l'on varie le choix des aliments de chaque groupe, on élargit encore l'éventail des nutriments fournis. Si l'on accorde à chaque groupe d'aliments la place qu'il mérite dans l'alimentation, on augmente un peu plus l'équilibre alimentaire.
Manger équilibré ne doit être ni fastidieux ni austère. Il s'agit bien sûr de manger varié, comme nous venons de le voir, mais aussi de n'avoir aucun interdit et de pouvoir prendre un plat cuisiné, une pizza ou une quiche en sachant à quels groupes ils appartiennent, et comment les intégrer dans une journée alimentaire équilibrée.

Les bases prioritaires de l'alimentation seront expliquées dans la phase d'amaigrissement ou « l'enfer », comment apprendre à jongler avec l'alimentation et sortir d'un régime dans la phase de réaugmentation ou « purgatoire », pour enfin arriver vers l'alimentation définitive ou « paradis » où tout ce qui paraissait directif devient souple et lié comme une sauce à son plat.

Ce qu'il ne faut pas faire :
Suivre un régime ne contenant qu'un groupe d'aliments : protéines pour les diètes du même nom, glucides pour les « régimes fruits »... Ils sont déséquilibrés et ne constituent en rien une alimentation permettant une stabilisation du poids acquis.
Sauter un repas, grignoter en dehors des repas.
Boire plus d'1/3 de litre de vin par jour ou boire régulièrement apéritif ou digestif ; se désaltérer avec des boissons sucrées.
Ajouter du sel à tous les plats, sans les avoir goûtés au préalable.

Ce qu'il faut faire :
Manger dans le calme, y consacrer du temps, privilégier la convivialité.
Faire preuve d'imagination culinaire.
Jouer avec les odeurs, les couleurs, les saveurs, pour aiguiser son appétit.
Dès le début du régime, essayer d'utiliser le plus d'aliments par repas et le plus de choix possible d'aliments. A chaque niveau, il vous suffira de vous reporter au tableau des calories (voir chapitre 6) pour augmenter votre choix.

5. Se préparer au régime

« Il n'y a de vent favorable, que pour celui qui sait où il va. »
Sénèque.

Vous voulez maigrir, le plus rapidement possible. Il va donc falloir diminuer les quantités alimentaires. Mais cet élément, bien qu'il soit l'unique objectif des régimes actuels, n'est pas suffisant pour faire maigrir tout le monde et ne permettra jamais de sortir du régime sans reprendre du poids. Nous avons tous des amis qui, tout en ne mangeant que très peu, ne maigrissent pas ou plus.
L'objectif principal est de vous faire prendre conscience que pendant l'amaigrissement, il va falloir peu manger certes, mais surtout rectifier l'irrégularité alimentaire. Votre amaigrissement deviendra ainsi plus efficace.
C'est dans l'idée que vous puissiez apprécier vous-même vos erreurs alimentaires, que vous puissiez les rectifier et choisir votre niveau de régime, que ce livre a été élaboré.
Mais avant de commencer votre régime, il va falloir répondre à quelques questions :

Quel est le poids idéal ?

L'indice de masse corporelle ou IMC = $\frac{\text{Poids (en kg)}}{\text{Taille}^2 \text{ (en m}^2\text{)}}$

L'IMC est actuellement le meilleur moyen de savoir quel est votre poids idéal. Il se situe pour un homme entre 20 et 25 kg/m^2 et pour une femme entre 18,5 et 24 kg/m^2. C'est un peu compliqué à calculer ; c'est pourquoi nous avons réalisé un tableau donnant des valeurs convenables de poids idéal.

Femme	
Taille	**Poids idéal**
1,50 m	42 à 54 kg
1,55 m	45 à 58 kg
1,60 m	48 à 61 kg
1,65 m	50 à 65 kg
1,70 m	54 à 69 kg
1,75 m	57 à 74 kg

Homme	
Taille	**Poids idéal**
1,65 m	55 à 67 kg
1,70 m	58 à 72 kg
1,75 m	61 à 77 kg
1,80 m	65 à 81 kg
1,85 m	69 à 86 kg
1,90 m	72 à 90 kg

Cependant, il faut personnaliser un peu plus. Votre poids idéal est bien entendu fonction de votre taille et de votre morphologie, mais surtout de notions esthétiques très personnelles. Combien avez-vous de kilos à perdre ? Perdre cinq ou vingt kilos ne demande pas la même organisation. Il faudra également tenir compte de votre motivation. Etes-vous décidé à éviter certaines mauvaises habitudes, à supprimer ou modifier momentanément votre vie sociale ? Il faut savoir s'imposer des restrictions raisonnables pour éviter le découragement et de ce fait l'échec.

Comment déterminer le niveau de départ du régime ?

Il faut commencer par se poser quelques questions :
• Sur la qualité de vos repas : les repas sont-ils structurés, réguliers ou non, y a-t-il beaucoup de repas de fantaisie, faits selon vos envies ? Sautez-vous des repas ?
• Sur les conditions de vos repas : temps accordé aux repas, à leur préparation, repas pris sur les lieux de travail…
• Y a-t-il une différence entre vos repas de semaine et de week-end ?
• Grignotez-vous dans la journée ? Si oui, vous devez analyser si vous mangez peu ou beaucoup à table. Dans le premier cas, vous êtes un petit mangeur-grignoteur, dans le deuxième cas, vous êtes un gros mangeur : cette différence est importante à comprendre, pour la suite !
• Quel est votre bilan calorique habituel ? Combien de calories mangez-vous par jour, à table et en dehors des repas ? Cette information n'est pas nécessaire pour commencer le régime, mais cela permet de mieux comprendre ce que vous faites.

Les tableaux caloriques des p. 54-58 vous permettront de faire vos calculs. Après avoir indiqué pendant une semaine ce que vous mangez, vous ferez un calcul calorique sur une journée et sur quelques jours.

Quels sont les niveaux caloriques que nous vous proposons pour l'amaigrissement ?

Trois niveaux caloriques bas, d'amaigrissement rapide, seront développés ici : à 800, 1 200 et 1 500 calories par jour, ainsi que deux niveaux caloriques moyens, d'amaigrissement lent, à 2 000 et 2 500 calories par jour.
Jetez rapidement un œil sur ce que chaque niveau représente comme quantités. Vous allez pouvoir estimer le niveau de votre alimentation, avec ces différents exemples.
Vous en concluez que :

• **Vous avez un gros appétit, vous faites de gros repas.**
Vous mangez entre 2 500 et 4 000 calories par jour, prises « à table ». Ce type d'alimentation s'accompagne en général de repas réguliers, plus que d'un grignotage incessant.
Votre choix est facile : vous allez maigrir à tous les niveaux inférieurs à votre alimentation habituelle : 800, 1 200, 1 500, 2 000... Votre corps est habitué à des niveaux hauts d'alimentation, l'amaigrissement se fait facilement au départ.
Si vous avez beaucoup de kilos à perdre et une grosse motivation, méfiez-vous du niveau à 800 calories par jour qui est extrêmement contraignant, trop strict pour un bon mangeur. Ne l'essayez pas ! Ce serait un début d'échec. Démarrez plutôt par un niveau à 1 200, voire 1 500 calories par jour. Le niveau à 1 200 calories par jour est à réaliser 1 semaine (ou 2 si vous vous sentez bien), puis passez à 1 500 calories par jour pour 2 à 3 semaines maximum.
Si votre motivation n'est pas très grande, contentez-vous de 1 500 (et même 2 000 calories par jour, pour les hommes). C'est moins spectaculaire, mais plus sûr ! Vous perdrez un bon kilo par semaine, le régime sera facile à réaliser. Le choix des aliments et leurs quantités sont plus larges... à ces niveaux de régime.

• Vous mangez peu et mal.

Vous avez des habitudes d'irrégularité. Vous grignotez parce que votre alimentation aux repas est insuffisante. Votre bilan calorique est très faible, entre 800 et 1 000 calories « à table », et pourtant vous ne maigrissez pas.

Le diagnostic est facile : vous mangez peu, cependant l'irrégularité du choix des aliments freine l'amaigrissement les jours sans écarts ; les jours de « fête » ou de grignotage stimulent une grosse reprise de poids. En effet, plus le corps est habitué à des restrictions, plus la reprise de poids est importante.

Vous aurez des facilités à démarrer un régime strict, habitué que vous êtes à peu manger, vous n'aurez pas faim… les 2 à 3 premières semaines. Vous mangerez souvent plus qu'à votre habitude !

Mais les résultats seront moins spectaculaires que chez un « gros mangeur », au début seulement. Après quelques semaines de régime, les deux populations auront tendance à se rejoindre.

Il faudra insister sur la régularisation des repas, plus que sur la restriction. Vous vous apercevrez très vite que même à un niveau calorique supérieur à celui que vous pratiquiez, le seule régularité vous conduira à la perte de poids : vous maigrirez plus vite à un rythme régulier de 1 500 calories par jour, qu'à 600 calories avec grignotage.

En revanche, chaque erreur est ici plus pénalisante en reprise de poids : le corps a été soumis, des années durant, à des restrictions. Le métabolisme de base est bas, chaque repas copieux fait reprendre un kilo en plus ; le niveau doit être fait sans faille pour être efficace.

Vous pouvez commencer à 800 calories par jour pendant 7 à 10 jours. Puis vous passerez à 1 200 calories par jour, 10 à 15 jours, puis à 1 500 calories par jour, 15 à 20 jours.

Nous verrons plus loin que plus vous démarrez bas, plus la remontée sera longue avant de pouvoir inclure un repas riche qui ne fasse pas ou peu reprendre de poids, c'est-à-dire un niveau à 2 000 calories par jour. Sachez donc ne pas dépasser vos limites !

Vous connaissez maintenant les risques d'un régime, vous êtes armé pour commencer.

Règles à respecter pour que l'amaigrissement se fasse à coup sûr

Pour que l'amaigrissement démarre, aille le plus vite possible et se poursuive sans faiblir, trois règles doivent être respectées : la régularité alimentaire, la suppression des repas riches et la suppression des pâtisseries et sucreries.

1. La régularité alimentaire

La régularité de la prise des repas est une condition capitale à la bonne conduite d'un amaigrissement. Elle permet de rendre la vitesse d'amaigrissement proportionnelle à l'effort de restriction. Il y a cinq niveaux de régime, donc cinq vitesses d'amaigrissement différentes, avec un éventail de niveaux très stricts, stricts ou doux, où la faim est mieux tolérée. En personnalisant, on évite le pire !
Régulariser permet, en augmentant progressivement les quantités, de trouver le niveau où l'on ne maigrit plus, c'est-à-dire le niveau de stabilisation de son poids.

Trois repas par jour : petit déjeuner, déjeuner et dîner

Cette condition est absolue, car si l'on peut maigrir… pas très vite en sautant des repas, il est impossible en revanche de stabiliser son poids à long terme sans ces trois repas. Un repas sauté freine un amaigrissement, plus qu'il ne le facilite.
Certains diront n'avoir pas faim le matin, et ne pas vouloir se forcer à manger ; ils essaieront alors de se lever plus tôt, pour ne manger que bien réveillés. Cela deviendra un réel plaisir, plus tard… alors, un peu de patience.
D'autres ont l'habitude de prendre un déjeuner très léger alors que ce doit être le repas principal, le dîner devant être plus léger. Le déjeuner doit redevenir le repas principal de la journée, sur le plan calorique. Le dîner, qui est actuellement le repas le plus copieux, doit comporter le même nombre d'aliments qu'à midi, mais ils seront moins caloriques.

Régulariser le nombre des groupe d'aliments à chaque repas principal

Nous avons défini cinq groupes principaux :
– viandes, volailles, poissons, œufs, charcuteries ;

– légumes et féculents ;
– fromages et yaourts ;
– fruits ;
– pain ou équivalent.

Il y aura trois groupes « secondaires » :
– matières grasses et autres sauces ;
– pâtisseries et produits sucrés ;
– alcool et vin.

Nombre de groupes d'aliments à prendre selon le régime retenu

A 800 calories par jour :
3 groupes d'aliments à chaque repas principal : viande ou poisson ou œuf, légume, fromage ou yaourt ou fruit.
Pour être encore plus précis, il faut prendre viande, légume, fromage ou yaourt à midi et viande, légume, fruit le soir.
A ce niveau, chaque détail est important.

A 1 200 calories par jour :
4 groupes d'aliments par repas principal : viande ou poisson ou œuf, légume, fromage ou yaourt et fruit.

A 1 500 calories par jour puis dans les niveaux supérieurs :
5 groupes d'aliments par repas : viande ou poisson ou œuf, légume, fromage ou yaourt, fruit et pain.

Le déjeuner incluera les aliments les plus riches sur le plan calorique :
– les légumes les plus riches, tels les féculents ;
– les viandes les plus riches, comme le bœuf, le veau, le porc ou le mouton et les charcuteries ;
– les fromages plutôt que les yaourts ou laitages ;
– d'une façon générale, les repas un peu plus saucés ou même arrosés.
Si un aliment plus riche est pris au dîner, il suffira de diminuer les quantités de cet aliment.
En effet, un repas plus consistant à midi permettra de tenir l'après-midi sans grignoter et d'arriver au dîner sans se précipiter vers les aliments les plus riches… par manque. En outre, la nature veut que plus on mange en début de journée, plus on élimine sur le plan calorique et plus on mange en fin de journée, moins on élimine.

Régulariser les quantités de chaque aliment

A chaque niveau de régime, il faudra s'obliger à manger des quantités précises de chaque aliment. Ni moins, ni plus !

La prise de poids est la plupart du temps due à une irrégularité du nombre de groupes de chaque aliment et des quantités d'un repas à l'autre. Il faut donc essayer de ne plus « fonctionner » uniquement par envie, mais par habitude : « Je prends cet aliment car il fait partie d'un repas complet » ; de régulariser les quantités de chaque aliment d'un repas à l'autre, indépendamment de la faim ou même de l'envie. La prise alimentaire doit être la moins fluctuante possible au gré des événements de la vie. Ces changements sont essentiels à réaliser, même s'il faut plusieurs mois pour y arriver. Or, il faut plus de volonté pour modifier l'organisation générale de son alimentation que pour s'obliger à ne rien manger...

2. La suppression des repas riches

Les repas de fête, les repas d'affaires, les invitations de fin de semaine... sont les freins les plus puissants d'un régime. Un repas d'invitation par semaine annule une semaine de régime. Plus le niveau calorique est bas, plus l'écart est pénalisant : lorsque l'on se soumet à un régime aussi bas qu'à 800 calories par jour, chaque repas riche va être saisi par l'organisme pour le stocker brutalement.

La reprise de poids pour chaque niveau à la suite d'un repas d'invitation se fait ainsi :

A 800 calories par jour :
- l'amaigrissement est de 2 kg par semaine ;
- un repas riche par semaine entraîne une reprise de poids de près de 2,5 kg.

A 1 200 calories par jour :
- l'amaigrissement est de 1,5 kg par semaine ;
- un repas riche par semaine entraîne une reprise de poids de 1,8 kg environ.

Ainsi, dans ces deux premiers niveaux de régime, la reprise est supérieure à l'amaigrissement !

A 1 500 calories par jour :
- l'amaigrissement est de 1 kg par semaine ;
- la reprise de poids est de 1 kg par repas riche.

A 2 000 calories par jour :
– l'amaigrissement est de 700 g par semaine. Bien sûr, à ce niveau, il faudra plusieurs semaines pour que le corps s'habitue et que le régime devienne amaigrissant. Nous y reviendrons plus loin ;
– la reprise de poids lors d'un repas riche par semaine n'est que de 500 g.

A 2 500 calories par jour :
– l'amaigrissement n'est plus toujours possible à ce niveau ; pour certains, il l'est encore à une vitesse de 500 g par semaine ;
– la reprise de poids n'est plus que de 200 g environ après un repas riche dans la semaine.

A 3 000 calories par jour :
– il n'y a plus d'amaigrissement pour la majorité des personnes. Mais pour d'autres, il y a un amaigrissement très lent de 1 ou 2 kg par mois, lorsqu'il est réalisé avec une parfaite régularité ;
– s'il s'agit du niveau de stabilisation, alors un repas riche ne fera pas regrossir.

A 3 500 calories par jour :
– s'il y a eu un amaigrissement à 3 000 calories par jour, ce qui est plus fréquent chez les hommes, on passera à 3 500 calories par jour pour stabiliser ; et ainsi de suite s'il y a amaigrissement à ce niveau, on continuera à augmenter de 500 calories le schéma quotidien ;
– lorqu'on atteint le niveau de stabilisation, un repas riche par semaine ne fait pas grossir.

Conséquences d'un repas riche sur le poids, selon l'alimentation suivie auparavant.

Régime suivi	Amaigrissement de la semaine	Repas d'invitation
3 500 cal/j	0	0
3 000	0 ou – 200 g	0 ou + 50 g
2 500	– 500 g	+ 200 g
2 000	– 700 g	+ 500 g
1 500	– 1 kg	+ 1 kg
1 200	– 1,5 kg	+ 1,8 kg
800	– 2 kg	+ 2,5 kg

Quel type de repas peut annuler tous vos efforts ?
• Un repas qualitativement inadapté, avec pizza, salade et banana split, le tout arrosé d'un apéritif et de vin.
• Un repas quantitativement inadapté, avec amuse-gueules, apéritif, terrine, entrecôte, frites, fromage(s), gâteau au chocolat, agrémenté de bons vins et d'un digestif...
On doit donc préférer retarder le démarrage du régime, plutôt que de l'annuler après une semaine d'effort.

3. La suppression des pâtisseries et sucreries

Les pâtisseries, sucreries, glaces, jus de fruits du commerce doivent être évités pendant la période de régime. En effet, les sucreries entraînent un afflux rapide de sucre dans le sang stimulant une sécrétion d'insuline par le pancréas (l'insuline est une hormone qui facilite la lipogenèse, qui est à l'origine de la fabrication de graisses par l'organisme). En outre, la plupart des sucreries contiennent des graisses en quantités importantes – et on sait que les sucres sont stockés préférentiellement en graisses, lorsqu'ils ne sont pas utilisés en effort physique...
Une pâtisserie apporte d'un seul coup 200 à 600 calories, selon le poids pris. Elle vient perturber une journée alimentaire d'un régime qui se situe entre 800 à 1 500 calories par jour, puisqu'elle représente 1/3 à 3/4 des calories de la journée en sucre : c'est trop.
Il est illusoire de diminuer les autres aliments sucrés comme le pain, les féculents ou les fruits, qui n'apportent que 160 à 1 200 calories par jour. Mais deux pâtisseries par semaine peuvent freiner ou annuler, selon le niveau de restriction, l'amaigrissement de la semaine...

Quelle est la vitesse d'amaigrissement au début d'un régime ?

Elle est fonction de la différence entre l'alimentation précédant le régime et le niveau adopté. Si, par exemple, on démarre par un niveau à 1 200 calories par jour pendant 15 jours, la vitesse d'amaigrissement peut être très variable – de 1 à 6 kilos – selon l'alimentation prise à table précédemment :

– si vous aviez une alimentation à plus de 3 000 calories par jour, vous aurez un résultat d'amaigrissement de 5 à 6 kg ;
– si vous aviez une alimentation aux environs de 2 000 calories par jour, vous aurez un résultat d'amaigrissement de 3 à 4 kg ;
– si vous aviez une alimentation entre 900 et 1 200 calories par jour, vous aurez un résultat d'amaigrissement de 2 à 3 kg ;
– si vous aviez une alimentation encore plus faible encore, vous aurez un résultat d'amaigrissement de 0 à 1 kg.
Il faudra donc se rassurer si vous avez perdu peu de poids au bout de 15 jours. Ce n'est pas durable, vous rencontrerez rapidement le succès.

Il ne faut jamais oublier, dans le cadre de l'élaboration du régime, que le succès est fonction :
– du niveau alimentaire précédant le régime ;
– du choix des différents niveaux caloriques pendant le régime ;
– du nombre de kilos à perdre ;
– du temps de réalisation des niveaux bas par rapport aux niveaux de réaugmentation ;
– de l'importance des irrégularités à modifier ;
– du degré de votre motivation.

Combien de temps tient-on à un niveau donné et comment organiser les différents niveaux entre eux ?

Dans les conditions que nous venons de préciser, on pourra raisonnablement proposer :
– un régime à 800 calories par jour pour une durée de 7 à 10 jours ;
– un régime à 1 200 calories par jour pour une durée de 7 à 15 jours ;
– un régime à 1 500 calories par jour pour une durée de 7 à 21 jours ;
– un régime à 2 000 calories par jour pour une durée de 15 à 30 jours.
Ceci à titre indicatif, bien sûr. Vous pouvez tenir plus longtemps, mais n'oubliez pas que ce qui nous intéresse, c'est d'éviter la reprise de poids, et une phase de découragement qui ruine très vite plusieurs semaines d'effort.

Passer au niveau supérieur

Deux types de situations peuvent se présenter :
– vous arrivez à faire facilement les niveaux à 800 ou 1 200 calories par jour pendant ces quelques jours ;
– vous n'avez pu vous soustraire à quelques gros repas.
Dans ces deux cas, vous devez passer au niveau supérieur. Pourquoi ?
Dans le premier cas, rien ne sert de rester à un niveau bas plus longtemps, puisqu'on a tendance à maigrir de moins en moins vite à un niveau constant de restriction : le corps résiste... En pratique, la majorité tiendra 2 à 3 semaines à 1 200 calories par jour sans écart, mais après, pour une raison ou une autre, vous le ferez avec de plus en plus de difficultés et d'écarts. Même si vous tenez 4 à 5 semaines, vous aurez épuisé tellement de volonté que vous n'arriverez pas à réaugmenter lentement à 1 500 et atteindre le 2 000 calories par jour afin de pouvoir accepter un repas d'invitation ; vous avez vu que c'est à ce niveau que les écarts deviennent peu pénalisants !
Dans le deuxième cas, vous avez fait quelques écarts, vous avez peu ou pas perdu de poids. Vous vous dites que maintenant, vous allez mieux y arriver, et vous voulez rester à 800 ou 1 200 calories par jour. En fait, vous êtes resté pendant 95 % du temps à des niveaux bas, ce ne sont que les 5 % d'écarts qui sont à l'origine de l'échec. Si vous décidez de faire 15 à 21 jours de plus à ces niveaux, vous avez en réalité très peu de chance d'y arriver... Choisissez de passer à 1 500, c'est beaucoup plus facile et encore très efficace. Vous essaierez à nouveau des niveaux bas plus tard.
Chaque fois que l'on passe à un niveau supérieur, on constate dans les premiers jours une reprise de poids (ou une stabilisation de l'amaigrissement), puis une stabilisation de poids qui peut durer de 2 à 7 jours selon le niveau, puis une reprise de l'amaigrissement qui se fera à la vitesse du nouveau niveau de restriction. Le corps met un peu de temps pour s'habituer à un niveau plus haut... C'est logique.

Comment organiser les niveaux entre eux ?

Vous choisissez de partir à 800 calories par jour pour 7 à 10 jours, vous passez ensuite à 1 200 calories par jour pour 15 jours, suivis par 15 à 21 jours à 1 500 calories par jour sans écart.
Sachez à l'avance que ce type d'effort n'est possible qu'avec une grosse motivation. Si la probabilité d'abandonner est trop importante, commencez par le niveau à 1 200 calories par jour pour 7 à 15 jours...

Schéma d'amaigrissement rapide.

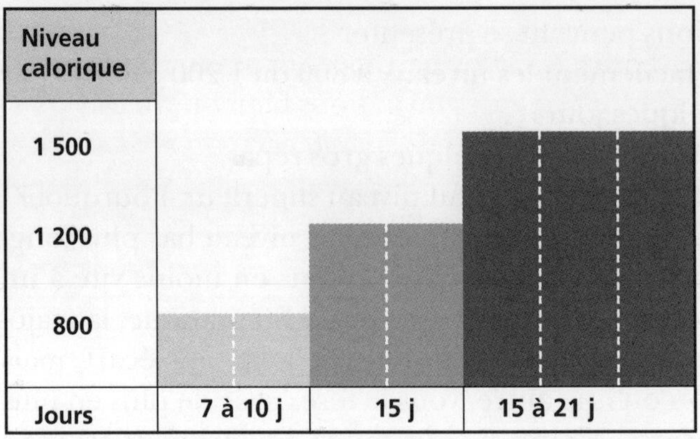

C'est le temps passé à bien faire un des trois niveaux d'amaigrissement qui fait l'importance de l'amaigrissement, et non le fait de suivre pendant 5 à 6 jours un niveau très bas, puis… n'importe quoi !

Le principe est donc d'arriver à passer à 2 000 calories par jour, niveau où l'on peut faire des écarts sans trop de conséquences, après avoir augmenté progressivement de 800 à 1 200 et de 1 200 à 1 500 calories par jour.

Il vaut mieux ainsi réaliser sur un temps relativement court ces niveaux bas, plutôt que de risquer un abandon. Avec un peu d'habitude, vous pouvez très bien faire seulement 2 jours à 800, 5 à 7 jours à 1 200, 12 à 15 jours à 1 500 et passer à 2 000 calories par jour.

Schéma d'augmentation rapide vers 2 000 calories par jour.

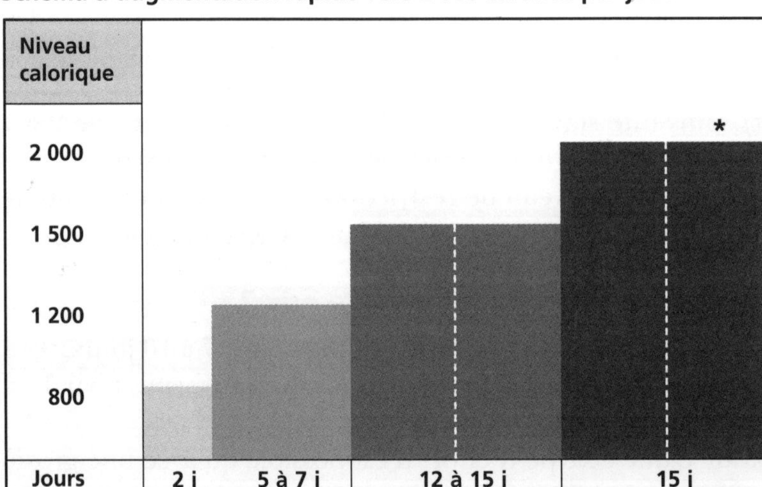

* Repas riche.

Vous choisissez vous-même votre effort, vous le personnalisez. Vous ferez ainsi 3 semaines d'amaigrissement, et vous avez toutes les chances de ne pas reprendre les kilos perdus en passant à 2 000 calories par jour et en acceptant quelques invitations bien méritées.
Sachez encore que plus de temps on passe à un niveau bas, plus on doit réaugmenter lentement. Si vous faites 2 jours à 1 200, vous pouvez ne faire que 10 jours à 1 500 avant de passer à 2 000.

Schéma de régime court.

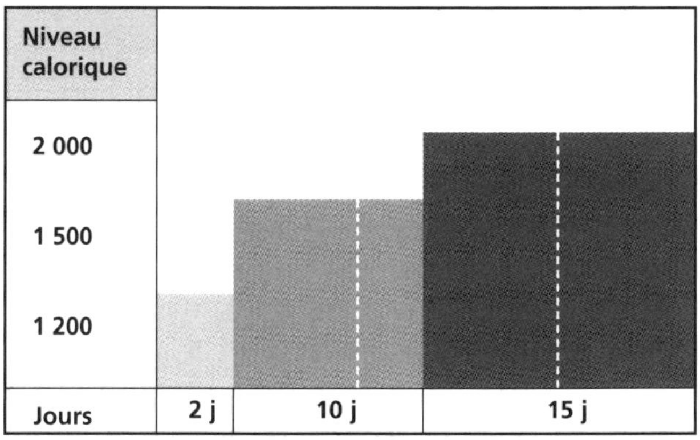

Mais si vous faites 15 jours à 1 200, il faudra 21 jours à 1 500 avant d'augmenter à 2 000 calories par jour.

Schéma de régime plus long.

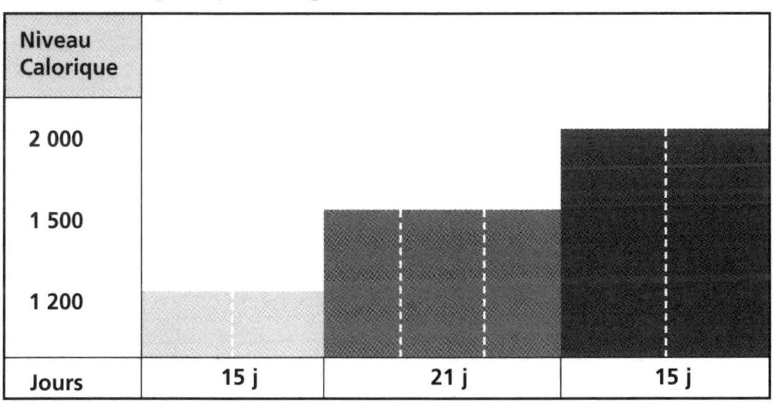

Le corps met plus de temps à s'habituer à manger plus... Pensez-y quand vous décidez de votre effort ! Sinon vous reprendrez du poids en réaugmentant trop vite. Il vaut mieux réaliser sur un temps relativement court ces niveaux, plutôt que de risquer un abandon.

Sur le plan pratique

Si les niveaux d'amaigrissement sont peu aptes aux fantaisies et demandent un effort d'organisation certain, nous essaierons d'en faciliter la mise en œuvre par :

• un tableau des équivalences en cuillerées, centimètres, etc., permettant de mesurer facilement les portions de chaque groupe d'aliment.

A chaque niveau calorique, nous proposons :

• un tableau des besoins types d'une journée ;

• des exemples de repas « perturbés » permettant de faire des équivalences pour les jours exceptionnels où l'on n'a pas le temps de faire un repas complet (repas-sandwich, repas professionnel ou à emporter...).

En deuxième partie, vous trouverez :

• les « conseils de la cuisinière », fondés sur une longue expérience de gastronome et de mère de famille, pour vous faciliter la vie quotidienne et vous donner des conseils pratiques sur les courses, le matériel utile, la cuisson des différents aliments... ;

• enfin, des recettes proposant des repas agréables – même à bas niveau calorique, on peut se faire plaisir – pour la semaine et pour les « jours de fête ». Pour chaque plat proposé, est indiquée la valeur calorique correspondante, ce qui vous guidera dans votre propre imagination. Mais vous verrez, vous peinerez un peu au début puis vous aurez rapidement le compas dans l'œil.

Ce qu'il ne faut pas faire :

Quand vous décidez de commencer un régime, continuer à manger aussi irrégulièrement qu'avant à table.

Manger le moins possible, sans essayer de gérer l'ensemble de sa journée.

Ne pas essayer les niveaux à 1 500... 2 000 sous prétexte qu'on mange plus.

Ce qu'il faut faire :

Apprendre progressivement à gérer son effort, en se posant la question : combien de temps puis-je tenir à 800... 1 200... 1 500 calories par jour, sans grignotage ?

Ne commencer un régime qu'en ayant au moins 3 semaines devant soi sans invitations ni repas de fête.

---

6. Equivalences caloriques

Vous êtes invité(e) chez des amis, vous avez un repas professionnel, de cantine où le menu est imposé, vous êtes dans l'obligation de prendre un repas casse-croûte ou un sandwich... Comment faire ? Comment remplacer un aliment par un autre, si cela est indispensable ? Comment diminuer un aliment, si on veut en augmenter un autre ? Comment ajouter un aliment ou de l'alcool non prévus dans le régime ? Comment le faire sans modifier la vitesse de l'amaigrissement ou la stabilisation de son poids ?
Les tableaux ci-dessous donnent les valeurs caloriques des aliments usuels, soit d'une portion standard, soit en gramme ou en millilitre. Ils sont volontairement séparés en trois tableaux de manière à pouvoir réaliser des équivalences caloriques :

• **Aliments « non sucrés » :** poissons et crustacés, viandes, charcuteries, fromages et laitages, la plupart des boissons alcoolisées, amuse-gueules non sucrés : olives, petites saucisses, petits boudins...
Ces produits contiennent surtout des protéines et des lipides. Ils contiennent aussi une part de glucides, mais il s'agit de réaliser des équivalences de manière *globale* entre des produits d'origines différentes.

• **Aliments « sucrés » :** pain, produits de boulangerie, légumes verts et féculents, fruits, boissons contenant du sucre, amuse-gueules « sucrés » : biscuits secs.

• **Aliments « très sucrés »**, considérés comme des sucres d'absorption rapide : pâtisseries, sucreries, sirops de fruits.... Ils ne peuvent faire l'objet d'équivalences caloriques. En effet, chacun contient trop de calories en sucre. Il est impossible de supprimer à 1 500, ou même à 2 000 calories par jour, tout le pain, le fruit, le légume du repas, pour prendre une pâtisserie !

TABLEAU DES CALORIES
ALIMENTS NON SUCRÉS

Aliments	Portions	Calories
Laitages		
Lait entier	1 verre (150 g)	90
Lait écrémé	1 verre	50
Lait demi-écrémé	1 verre	70
Yaourt nature	1	60
Yaourt maigre	1	50
Petit suisse 40 %	30 g	40
Petit suisse 60 %	30 g	60
Fromage blanc 0 %	3 c. à s.	40
Fromage blanc 10 %	3 c. à s.	50
Fromage blanc 40 %	3 c. à s.	90
Fromage blanc 60 %	3 c. à s.	120
Chèvre, chabichou, sainte-maure, crottin de Chavignol	40 g	80
Camembert, brie, coulommiers, reblochon, pont-l'évêque, munster	40 g	120
Cantal, tomme, saint-nectaire, saint-paulin, édam, gouda	40 g	130
Roquefort, bleu, gorgonzola	40 g	144
Gruyère, beaufort, comté, emmenthal	40 g	152
Viandes		
Bœuf :		
bavette, bifteck	100 g	150
filet	100 g	180
bœuf haché, entrecôte, tournedos	100 g	200
Cheval	100 g	110
Veau :	100 g	100
côtelette	100 g	110
escalope	100 g	150
Agneau :		
côtelette, épaule, gigot, selle	100 g	200
Porc :		
côtelette	100 g	300
carré	100 g	320
filet	100 g	160
Mouton	100 g	225
Poulet	1 cuisse (100 g)	160
Canard	1 cuisse (100 g)	190
Lapin	100 g	190
Faisan	100 g	210
Abats : foie de bœuf et de veau	100 g	130
Dinde	100 g	150
Oie	100 g	280
Pintade	100 g	150
Chevreuil	100 g	120
Sanglier	100 g	105

TABLEAU DES CALORIES
ALIMENTS NON SUCRÉS (suite)

Aliments	Portions	Calories
Charcuteries		
Pâté	50 g	180
Rillettes	50 g	250
Foie gras	50 g	225
Jambon de Paris	1 tr. (50 g)	90
Jambon fumé	50 g	165
Saucisse de Strasbourg	2 (50 g)	140
Saucisson	4 à 5 tr. (50 g)	240
Andouillette	50 g	75
Boudin noir	50 g	175
Lardons	50 g	150
Saucisse	50 g	160
Mortadelle	50 g	160
Terrine de campagne	50 g	165
Œufs		
Œuf entier	1	75
Œuf frit : beurre	1	140
Sauces et corps gras		
Huile	1 c. à s. (10 g)	90
Beurre	10 g	75
Beurre allégé	10 g	40
Margarine	10 g	80
Crème liquide à 20 %	50 g	100
Crème fraîche à 30 %	10 g	29
Ketchup	1 c. à s.	20
Mayonnaise	1 c. à s. (15 g)	110
Moutarde	1 c. à s. (15 g)	30
Graisse d'oie	10 g	90
Sauce vinaigrette	1 c. à s.	90
Poissons		
Saumon frais	100 g	180
Saumon fumé	1 tr. = 40 g (100 g)	150
Thon au naturel	100 g	120
Thon à l'huile	100 g	280
Langouste, crabe...	100 g	100
Huîtres	100 g	70
Poissons frits	100 g	225
Poissons (dorade, bar)	100 g	90
Sardine à l'huile	100 g	200
Carpe, truite	100 g	120
Amuse-gueules		
Oléagineux : cacahuètes	1 poignée (30 g)	190
Olive noire	1	12
Olive verte	1	5
Boissons		
Vin rouge à 12°	1 verre (130 ml)	80
Vin blanc sec à 12°	1 verre (130 ml)	90
Porto	100 ml	160
Whisky, gin, vodka, armagnac, cognac	1 verre (50 ml)	125
Eau-de-vie, liqueur	50 ml	135
Bière	1 verre (330 ml)	150
Cocktail alcoolisé	1 verre (100 ml)	150
Champagne	1 coupe (75 ml)	60

TABLEAU DES CALORIES
ALIMENTS SUCRÉS sans les sucreries

Aliments	Portions	Calories
Pains, boulangerie		
Baguette	4 cm (20 g)	55
Pain campagne	1 tr. de 1 cm	55
Pain grillé	20 g	60
Pain de mie	1 tr.	20
Biscotte, cracotte	1	40
Croissant	1	180
Corn flakes	4 c. à s. (20 g)	75
Flocons d'avoine	4 c. à s. (20 g)	75
Muesli	4 c. à s. (20 g)	75
Farine	2 c. à s. (20 g)	70
Cheeseburger	100 g	260
Croque-monsieur	1 pièce (150 g)	410
Fruits		
Abricot	3 (100 g)	60
Ananas	1 tr. (100 g)	70
Banane	1/2 (100 g)	100
Brugnon	1 (150 g)	60
Cerises	1 poignée (100 g)	70
Châtaigne	1 (25 g)	50
Citron	1 (50 g)	20
Compote	4 c. à s. (100 g)	80
Fraises	100 g	40
Kiwi	1 (70 g)	30
Mandarine, clémentine	2 (100 g)	50
Melon	1 portion (150 g)	60
Orange	1 (150 g)	80
Pamplemousse	1/2	70
Poire	150 g	90
Pomme	150 g	80
Prunes	2 belles (100 g)	60
Raisin	100 g	70
Boissons		
Bière de luxe (7°)	330 ml	150
Bière de table (3,5°)	330 ml	105
Bière sans alcool	330 ml	105
Jus de carotte	100 ml	24
Jus de tomate	100 ml	20
Jus de fruits, abricot	100 ml	60
Jus de fruits, ananas	100 ml	53
Jus de fruits, pomme	100 ml	45
Orange pressée	1	42
Citron pressé	1	20

TABLEAU DES CALORIES
ALIMENTS SUCRÉS sans les sucreries (suite)

ALIMENTS	PORTIONS	CALORIES
Légumes		
1re catégorie		
Asperge cuite	100 g	30
Aubergine cuite	100 g	20
Brocoli cuit, chicorée	100 g	30
Champignon	100 g	30
Chou, chou-fleur	100 g	30
Concombre, courge	100 g	10
Epinard, fenouil cuits	100 g	30
Haricot vert, blettes	100 g	20
Cœur de palmier	100 g	30
Radis, pissenlit, poivron, céleri rave	100 g	20
Tomate crue	100 g	20
Salade, endive, cresson	100 g	25
2e catégorie		
Artichaut, navet	3 (100 g)	40
Carotte, betterave, choux de Bruxelles cuits	100 g	40
Avocat	100 g	220
Cèpes	100 g	25
Maïs	100 g	90
Petits pois, fèves, flageolets	100 g	70
Soja en germes, poireaux, raifort	100 g	50
3e catégorie		
Frites	30 à 40 (100 g)	380
Pomme de terre	2 petites (100 g)	80
Purée	5 c. à s. (100 g)	100
Pâtes cuites	4 c. à s. (100 g)	90
Riz cuit	4 c. à s. (100 g)	90
Légumes secs cuits	4 c. à s. (100 g)	110
Taboulé	100 g	150
Paella	100 g	180
Quiche lorraine	100 g	310
Tarte à l'oignon	100 g	250
Cassoulet	100 g	160
Couscous royal	100 g	150
Hachis Parmentier	100 g	165
Pizza	100 g	200
Amuse-gueules		
Biscuits apéritif	4 à 5 (20 g)	80
Pommes de terre chips	100 g	580

TABLEAU DES CALORIES DES ALIMENTS TRÈS SUCRÉS		
PÂTISSERIES, SUCRERIES, BOISSONS SUCRÉES	PORTIONS	CALORIES
Biscuit sucré	8 à 10 (50 g)	220
Brioche	1 tranche (40 g)	120
Chocolat	1 carré (10 g)	55
Compote (conserve)	2 c. à s.	50
Confiture	1 c. à s. (40 g)	120
Crème anglaise	1 portion : 50 g	100
Crêpe	1 pièce (20 g)	50
Croissant	1 pièce	180
Dattes, pruneaux secs…	100 g	300
Eclair au chocolat	1 pièce	220
Flan	1 pièce	160
Fruits cuits au sirop	100 g	90
Glace	1 boule	213
Gaufre	1 pièce	200
Madeleine	1 pièce (20 g)	80
Mousse au chocolat	1 ramequin (100 g)	400
Miel	1 c. à s. (40 g)	120
Sorbet	1	75
Sucre	1 sucre, 1 c. à c. (6 g)	20
Tarte aux fruits	1 part (100 g)	280
Cidre	10 ml	40
Coca-cola, limonades	33 cl	138

La conduite à tenir

Si vous voulez que l'amaigrissement se poursuive, il vaut mieux supprimer les sucreries, les équivalences étant trop compliquées à faire en pratique.

Il faut ensuite séparer les aliments « non sucrés » et « sucrés ».

Vous pourrez dès lors réaliser une équivalence calorique entre deux aliments du même groupe et, à calories égales, il n'y aura pas de bouleversement dans la vitesse de l'amaigrissement.

Bien sûr, l'équilibre des apports alimentaires se trouvera perturbé.

Exemple :

- 100 ml de porto = 160 calories = 100 g de volaille.
- 200 g de riz cuit = 180 calories = 1 croissant = 2 brugnons (300 g).

Exemple d'équivalences pour un repas de fête

Le menu comporte :
- champagne,
- biscuits d'apéritif,
- huîtres (plateau),
- crépinette,
- dinde,
- marrons,
- fromages,
- bûche de Noël,
- vin blanc à 12°, vin rouge à 12°.
- pain,
- digestif.

Selon que vous êtes sur des niveaux bas à 800, 1 200, 1 500 calories par jour ou de réaugmentation à 2 000 ou 2 500 calories par jour, la difficulté sera plus ou moins grande. Dans les niveaux bas, pour ne pas freiner l'amaigrissement, vous devez réaliser des équivalences et supprimer les pâtisseries ou les sucreries. Dans les niveaux de réaugmentation, soit vous faites des équivalences, soit vous ne faites pas attention et ce repas fera reprendre un peu de poids. Dans l'alimentation définitive, on accepte un certain nombre de repas riches par semaine ou par mois, au-delà duquel on réalisera des équivalences.

Si l'on est à 1 200 calories par jour

Chaque repas principal doit apporter 500 à 600 calories.

• Les aliments « non sucrés » représentent normalement, à 1 200 calories par jour :
- 100 à 300 calories pour les viandes ou équivalents,
- 100 à 120 calories pour les fromages ou 50 à 60 calories pour les laitages,
- 30 à 80 calories pour les huiles ou beurre du repas.

Au total, de 230 à 400 calories selon les jours.

Les aliments « non sucrés » comme le champagne, huîtres, crépinette, dinde, fromages, vins et digestif ne doivent donc pas dépasser :
- 1 coupe de champagne (60 calories),
- 20 g de crépinette (64 calories),

– 4 huîtres (37 calories),
– 50 g de dinde (75 calories),
– 20 g de reblochon (60 calories),
– 1/2 verre de vin blanc ou de rouge (40 à 50 calories),
– 20 ml d'armagnac (50 calories).
Au total, 390 calories.
Un doigt de ceci, un dé à coudre de cela…

• Les aliments « sucrés » représentent, à 1 200 calories par jour :
– 60 à 90 calories pour les légumes,
– 50 calories pour les fruits.
Au total, 110 à 140 calories.
Les aliments « sucrés » de ce repas de fête sont représentés par les biscuits d'apéritif, les marrons et le pain ; nous sommes à 1 200 calories par jour, vous devez supprimer les pâtisseries ; aussi conseille-t-on de ne pas prendre de bûche !
– 2 biscuits d'apéritif (40 calories),
– 25 g de marrons (45 calories),
– 20 g de pain ou pas de pain et 50 à 60 g de marrons (55 calories).
Au total, 140 calories.

Nous arrivons à 530 calories pour ce déjeuner de fête, en faisant des équivalences. Mais quel travail ! Bien sûr, tout cela doit vous servir d'exemple, pour vous apprendre à jongler avec les aliments.

Si l'on est à 1 500 calories par jour

Chaque repas principal doit apporter entre 600 et 750 calories.

• Les aliments « non sucrés » apportent normalement, à 1 500 calories par jour :
– 100 à 380 calories pour les viandes ou équivalents,
– 100 à 150 calories pour les fromages ou 50 à 60 calories pour les laitages,
– 45 à 120 calories pour les assaisonnements du repas.
Au total, de 300 à 550 calories.
Les aliments « non sucrés » comme le champagne, les huîtres, la crépinette, la dinde, le fromage, les vins et le digestif ne doivent pas dépasser :
– 1 coupe de champagne (60 calories),
– 30 g de crépinette (90 calories),
– 6 huîtres (55 calories),

– 50 g de dinde (75 calories),
– 30 g de reblochon (90 calories),
– 1/2 verre de vin blanc et de rouge (80 à 90 calories),
– 20 ml d'armagnac (50 calories).
Au total, 500 calories.

• Les aliments « sucrés » représentent, à 1 500 calories par jour :
– 60 à 90 calories pour les légumes verts et 120 à 170 calories pour les féculents.
– 50 calories pour les fruits,
– 55 calories pour le pain.
Au total, 165 à 275 calories.
Les aliments « sucrés » (biscuits d'apéritif, marrons et pain) ne doivent pas dépasser :
– 3 biscuits d'apéritif (60 calories),
– 50 g de marrons (90 calories),
– 20 g de pain (55 calories).
Au total, 205 calories.

Nous arrivons à 705 calories pour ce déjeuner de fête.

Si l'on est à 2 000 calories par jour

Chaque repas principal doit apporter 700 à 900 calories.

• Les aliments « non sucrés » représentent normalement, à 2 000 calories par jour :
– 100 à 400 calories pour les viandes ou équivalents,
– 120 à 190 calories pour les fromages ou 50 à 60 calories pour les fromages,
– 45 à 150 calories pour les assaisonnements.
Au total, de 370 à 600 calories selon les jours.
Les aliments « non sucrés » comme le champagne, les huîtres, la crépinette, la dinde, les fromages, les vins et le digestif ne doivent pas dépasser :
– 2 coupes de champagne (120 calories),
– 30 g de crépinette (90 calories),
– 6 huîtres (55 calories),
– 100 g de dinde (150 calories),
– 30 g de reblochon (90 calories),
– 1/2 verre de vin blanc et de vin rouge (80 à 90 calories),
– 20 ml d'armagnac (50 calories),

Au total, 635 calories.

• Les aliments « sucrés » représentent à 2 000 calories par jour :
– 60 à 90 calories pour les légumes verts et 120 à 170 calories pour les féculents,
– 80 calories pour les fruits,
– 100 à 120 calories pour le pain.
Au total, 240 à 370 calories.
Pour ce repas, les aliments « sucrés » : les biscuits d'apéritif, les marrons et le pain ne doivent pas dépasser :
– 4 biscuits d'apéritif (80 calories),
– 100 g de marrons (180 calories),
– 20 g de pain (55 calories).
Au total, 315 calories.

Nous arrivons à 950 calories pour ce repas de fête, à 50 calories de plus que l'idéal mais cela importe peu !

Si l'on est à 2 500 calories par jour

Chaque repas principal représente 1 000 à 1 200 calories.

• Les aliments « non sucrés » représentent normalement :
– 100 à 450 calories selon qu'il s'agit de poisson ou de porc,
– 150 à 300 calories de charcuteries (proposées 2 fois par semaine, en diminuant les viandes par deux),
– 50 à 150 calories d'assaisonnement,
– 50 à 230 calories selon que l'on prenne du fromage ou un yaourt.
Au total, de 550 à 750 calories en produits non sucrés.
Les aliments « non sucrés » doivent être pris dans ces quantités :
– champagne : 2 coupes (120 calories),
– 1/2 crépinette (160 calories),
– 8 huîtres (90 calories),
– 100 g de dinde (150 calories),
– 20 g de reblochon (60 calories),
– 1/2 verre de vin blanc et 1 verre de vin rouge (120 calories),
– 20 ml d'armagnac (50 calories).
Au total, 750 calories.

• Les aliments « sucrés » représentent normalement à 2 500 calories par jour :
– 150 à 260 calories en légumes,

– 60 à 150 calories, pour 100 à 150 g de fruits,
– 100 à 160 calories en pain ou dérivés.
Au total, de 370 à 570 calories en produits « sucrés ».

Remarquons en passant qu'à ce niveau, les produits « non sucrés » (protéines, lipides) sont légèrement supérieurs aux produits « sucrés ». En fait il ne s'agit que d'un repas, le petit déjeuner va augmenter le rapport en glucides avec 270 calories en pain et lait ; il faut aussi essayer, lorsqu'on a une viande riche en sauce en plat principal, d'en diminuer les quantités et/ou prendre un laitage plutôt qu'un fromage en dessert, pour alléger le repas en protéines et lipides.
Les aliments sucrés seront pris dans les quantités suivantes :
– 4 à 5 biscuits d'apéritif (80 calories),
– 150 g de marrons (270 calories),
– 60 g de pain (160 calories).
Au total, 510 calories.

Nous arrivons à 1 260 calories pour ce repas.
On pourrait continuer à 3 000, voire 3 500 calories par jour, et arriver à des portions plus que convenables, avec la bûche en plus !

Ce qu'il ne faut pas faire :
Il n'est évidemment pas conseillé de réaliser ces équivalences tous les jours, car l'équilibre global serait perturbé entre les glucides, protides, lipides, en vitamines...
Il faudrait en outre une calculette pour s'y retrouver, et au final on arriverait à l'inverse de ce qui est recherché : donner de nouvelles habitudes alimentaires faites de régularité et d'équilibre au quotidien, sur lesquelles peuvent s'ajouter des écarts de temps en temps.
Patience, les niveaux bas d'alimentation sont peu permissifs, mais aux niveaux de stabilisation du poids, tous les goûts pourront être exaucés.

Ce qu'il faut faire :
Il est fondamental, pendant le régime, de ne pas avoir de grosses différences de quantités d'un jour sur l'autre. On verra plus loin que cela est important aussi quand on cherche à stabiliser un poids !
On va réaliser des équivalences parfaites quand on est à 800, 1 200, 1 500 calories par jour et des équivalences approximatives à 2 000 calories par jour et plus.

---

7. Phase d'amaigrissement

Niveau à 800 calories par jour

Seules les personnes très motivées et habituées à des niveaux très bas, « en régime perpétuel », pourront démarrer à 800 calories par jour. En effet, moins on a l'habitude de manger et moins on a faim normalement : on se contente de très faibles quantités à table, seules les envies entre les repas subsistent.
Ce niveau est à déconseiller si vous ne pouvez assurer une régularité du nombre d'aliments dans le cadre du travail. Il est à éviter absolument si vous avez une vie sociale intense avec de nombreux repas amicaux ou professionnels. C'est un niveau à faire lorsque l'on peut préparer ses repas chez soi.
Au fil des jours et de la restriction, l'amaigrissement ralentit de lui-même. C'est un niveau difficile, il sera donc très rapidement mal suivi... La reprise de poids se fait alors à ce niveau très vite.

Caractéristiques

La journée alimentaire apporte :
- 70 à 80 g de protéines,
- 50 à 60 g de glucides,
- 30 à 40 g de lipides.

Il est normalement salé. C'est un niveau calorique bas, à n'adopter qu'exceptionnellement : il n'est pas équilibré au niveau des apports essentiels en vitamines, calcium... et nécessite un complément en polyvitamines.

Trois groupes d'aliments par repas principal

A midi :
- un légume,
- une viande, volaille ou poisson...,
- un fromage ou un yaourt.

Le soir :
– un légume,
– une viande légère,
– un fruit.
Il ne comporte pas de pain, sauf au petit déjeuner.

Combien de temps le réaliser ?

Sept à dix jours sont largement suffisants. Ce niveau permet, au début d'un régime, un amaigrissement de 2 kg voire plus par semaine.
A ce niveau, chaque erreur d'organisation, chaque repas plus riche, chaque sucrerie va entraîner une réaugmentation rapide de poids et annuler une semaine d'effort. Il vaut mieux passer à 1 200 calories par jour, et calmer ainsi un peu les envies.

Comment le réaliser efficacement ?

Il ne peut avoir de pleine efficacité que réalisé dans certaines conditions, tenant toujours compte du rapport coût/efficacité. Il faut insister autant sur la régularité du nombre d'aliments à chaque repas principal que sur les quantités elles-mêmes. Le tableau ci-contre résume les nécessités et les possibilités d'une journée à 800 calories.

Comment faire en cas de repas « perturbé » ?

Il s'agit d'un niveau très sensible où chaque perturbation a des conséquences sur la reprise de poids. En cas de force majeure, s'il se présente un repas qui ne répond pas aux priorités nécessaires à l'amaigrissement, que faire ? Il peut s'agir d'un repas professionnel, d'une invitation, d'un repas-sandwich ou du choix d'un petit repas au restaurant. Voici quelques exemples pour vous aider.
A 800 calories par jour, chaque repas principal comporte trois groupes d'aliments :
– la viande ou le poisson apportent 60 à 240 calories ;
– le légume vert apporte 75 calories ;
– le fromage ou le yaourt à midi apportent 80 à 120 calories et, le soir, le fruit apporte 70 calories.
Il faudra réaliser des équivalences (voir chapitre 6) :
– les aliments sucrés entre eux (pain, féculents, fruits et boissons aux fruits sans sucres ajoutés) ;
– les aliments non sucrés entre eux également (alcool, viandes, volailles, œufs... fromages, laitages, sauces).

BESOINS TYPES À 800 CALORIES PAR JOUR		
MATIN		**CALORIES**
✪ **Café, thé, chicorée**		
✪ **Lait** écrémé (100 ml), sans sucre (ou avec sucrette)		33
✪ **2 biscottes ou 25 g de pain** = 5 à 6 cm de baguette		70
✪ **Beurre :** 5 g		38
DÉJEUNER		
✪ **Légumes**	• **1re catégorie :** 100 g	30
	• **2e catégorie :** 3 c. à soupe	36
	• **3e catégorie :** NON	
	Cuits, en potage, crus. On peut mélanger les légumes de 1re catégorie entre eux et aux légumes de 2e catégorie dans un même repas. On peut avoir crudités ou potage et/ou légumes cuits	
✪ **Viandes, volailles, abats, poissons, crustacés ou œufs**	• **bœuf, veau, porc, mouton :** 80 g à midi, 3 fois par semaine	120 à 240
	• **ou volaille** (1 pièce), **lapin** (1 pièce)	150
	• **ou abats** (100 g)	135
	• **ou 2 œufs ou 2 tr. de jambon blanc sans le gras**	150 à 180
	• **ou poisson** non pané (150 g), 6 huîtres, 100 g de crevettes, 2 tr. de saumon fumé, thon au naturel ou crabe (1/2 boîte de 200 g) ou 4 bâtons de surimi	90 à 200
	Assaisonnement : 1 c. à café d'huile (tournesol, isio 4, maïs, olive...), 5 g de beurre ou 10 g de crème fraîche à 30 %, sel, poivre, vinaigre	30 à 40
✪ **Fromages**	• 20 g de **fromage** tel que gruyère, comté, roquefort...	75
	• **ou** 30 g de fromage tel que cantal, saint-nectaire, camembert, reblochon...	108
	• **ou** 40 g de fromage de chèvre ou fromage frais	80
	• **ou yaourt :** nature ou bio, sans sucre	50 à 60
DÎNER		
✪ **Légumes :** idem		
✪ **Volailles, œufs, poisson :** protéines légères		
✪ **Fruit :** 1 poire, 1 pomme, 2 mandarines, 1/2 banane... 100 g		50
Pas de pain		

Repas-sandwich

Si l'on augmente un aliment, on en diminue un autre de la même catégorie. Ainsi, pour un sandwich, nous mettons en correspondance :
– le *pain* avec le légume vert et le fruit d'un repas normal, pour les aliments « sucrés » ;
– le *jambon blanc* ou tout autre protéine avec la viande et le fromage ou le yaourt, pour les aliments « non sucrés ».
Nous aurons donc plusieurs formules de sandwichs :

A midi :

→ 30 g de baguette (= 6 cm de baguette) ou 1 tranche de pain de mie (coupée en deux triangles) avec au choix :
- 1 tranche de jambon blanc + 20 g de beurre ;
- 50 g de camembert + 10 g de beurre ;
- 40 g de gruyère + 1 tomate + 1/2 tranche de jambon blanc ;
- 1 tomate + 2 feuilles de salade + 1 œuf dur + 1 c. à café de mayonnaise.

Le soir :

→ 60 g de pain ou 2 tranches de pain de mie (car il y a un fruit normalement le soir) avec au choix :
- 1 omelette d'1 œuf + 10 g de beurre ;
- 40 g de beaufort.

Repas professionnel ou invitation

La mission est encore plus périlleuse dans le sens où l'on a des envies très fortes de manger, étant donné le niveau de restriction. N'oublions pas que le but est que ce repas ne modifie pas la vitesse de l'amaigrissement en cours. Il faudra supprimer la pâtisserie ou tout autre douceur : il n'est pas possible de faire d'équivalences avec ce type d'aliment à ce niveau de régime. On choisira :
– la viande ou de préférence le poisson du repas, avec le minimum de sauce,
– le légume ou l'assortiment de légumes de 1re ou 2e catégorie uniquement,
– deux doigts de vin,
– un café.
Ici, le vin remplace le fromage du repas. En effet, le vin, comme tous les alcools, doit être considéré comme un aliment « non sucré ». De ce fait, il faut le mettre en équivalence avec tous les autres aliments « non sucrés ». On peut donc proposer :
→ Une coupe de champagne, 40 g de viande riche ou la part de pois-

son et 1 pomme de terre ou 2 c. à soupe d'un féculent qui remplace le fruit, s'il ne s'en trouve pas.
→ Une bonne assiette de champignons, 150 g de coquilles Saint-Jacques, 3 c. à soupe de salade de fruits (sans sucre).

Petit repas au restaurant

→ Plat unique avec une salade de tomates, concombres, 1 tranche de jambon fumé et 40 g de chabichou.
→ Salade nordique : salade, betteraves, aneth, 2 tranches de saumon fumé, 100 g de saumon frais, 4 fines lanières de haddock, jus de citron.
→ Escalope de dinde, haricots verts cuits et 1 yaourt nature.

Préparation d'un repas à emporter

→ Salade : tomates, concombres, 1 œuf, 50 g de thon au naturel, 40 g de gruyère.
→ Tomates, 3 c. à soupe de maïs, 1/2 poivron vert, 1/2 poivron rouge, 1 oignon, 2 blancs de poulet, une sauce avec 2 c. à café d'huile d'olive, 1 jus de citron, 1 gousse d'ail, sel et poivre.
→ 2 fonds d'artichauts, 1 courgette et 1 aubergine cuites dans une noisette de beurre, 1 œuf dur ou poché, 1 tranche de rôti de dindonneau, 1 c. à café de crème fraîche allégée, sel, poivre.

Il est donc possible, en s'organisant, de respecter la régularité et la restriction alimentaire, conditions indispensables à une bonne vitesse d'amaigrissement. N'oubliez pas qu'on ne fait pas un régime longtemps – quelques semaines à 2 ou 3 mois maximum –, puis on cherche à stabiliser l'acquis. La vie sociale pourra reprendre alors progressivement, normalement et sans risque.

Niveau à 1 200 calories par jour

Il constitue, dans l'ensemble, un bon niveau de départ.

Caractéristiques

Il s'agit du minimum quotidien apportant l'indispensable en vitamines, acides gras essentiels, acides aminés… Ce niveau reste très restrictif, aussi ne doit-il être proposé que peu de temps, pour être bien fait. La journée alimentaire apporte :
– 70 à 75 g de protéines,
– 90 à 95 g de glucides d'absorption lente,

– 20 à 40 g de lipides.
Il doit être normalement salé, ne comporter ni sucre, ni produits sucrés, ni boissons alcoolisées, ni pain.

Quatre groupes d'aliments par repas principal

La régularité du nombre des groupes d'aliments par repas est toujours essentielle. Un repas à deux groupes d'aliments suivi d'un repas à quatre groupes d'aliments sera inefficace pour l'amaigrissement. Nous aurons donc :
– une viande, poisson ou œuf…,
– un légume,
– un fromage, ou yaourt,
– un fruit.

Combien de temps le réaliser ?

Il peut être proposé après un schéma à 800 calories par jour, mais surtout servir de démarrage.
Au début d'un régime, il doit être suivi pendant 15 à 21 jours, avant de passer à 1 500 calories par jour.
Après un ou plusieurs cycles d'accélération-réaugmentation, 7 jours suffisent.
Il est possible de le faire plus longtemps, mais il ne sera réalisé idéalement que par quelques personnes sur cent. Or, comme nous l'avons vu, à ce niveau de restriction, chaque écart devient très pénalisant : un repas riche fait reprendre pratiquement 1,8 kg, et annule la semaine d'effort.
On peut avoir au début du régime une vitesse de 1 à 3 kg d'amaigrissement par semaine. Mais très rapidement, on ne maigrit plus que de 1,5 kg par semaine. Réalisé trop longtemps, la vitesse d'amaigrissement va progressivement s'amortir, diminuant à 1 kg puis à 700 g par semaine.

Comment le réaliser efficacement ?

Il s'agit d'un niveau facile à organiser. Restreindre, c'est bien, mais organiser, c'est mieux ! Il faut, comme pour le niveau à 800 calories, respecter la régularité des trois repas, dont un repas plus riche à midi. Il faudra continuer à supprimer : sucre, confiture, miel, sucreries, pâtisseries, glaces, sorbets, compotes, fruits au sirop, yaourts aux fruits, jus de fruits du commerce… Le tableau ci-contre résume les possibilités d'une journée à 1 200 calories.

BESOINS TYPES À 1 200 CALORIES PAR JOUR		
MATIN		**CALORIES**
✪ **Café, thé, chicorée**		
✪ **Lait** écrémé (à volonté) ou 1/2 écrémé (100 ml), sans sucre		45
✪ **2 biscottes ou pain suédois ou 25 g de pain** = 5 à 6 cm de baguette		70
✪ **Beurre :** 5 g		38
DÉJEUNER ET DÎNER		
✪ **Légumes**	• **1re catégorie :** 200 g	60
	• **2e catégorie :** 3 c. à soupe	36
	• **3e catégorie :** féculents, 1 fois par semaine à midi : – 1 pomme de terre (100 g) ou 10 frites – 3 c. à soupe de riz, pâtes, purée, légumes secs, taboulé, vermicelle ou tapioca	80 à 90
	On peut mélanger les légumes de 1re catégorie entre eux et aux autres catégories, dans un même repas. On peut avoir crudités ou potage et/ou légumes cuits	
✪ **Viandes, volailles, abats, poissons, crustacés, œufs ou charcuterie**	• **bœuf, veau, porc, mouton :** 100 g à midi, 3 fois par semaine	150 à 300
	• **ou volaille** (1 pièce), **lapin** (1 pièce)	150
	• **ou abats** (foie, rognons) : 150 g	200
	• **ou 2 œufs ou 2 tr. de jambon blanc**	150 à 180
	• **ou poisson** non pané à volonté, 6/8 huîtres, 100 g de crevettes, 2 tr. de saumon fumé, thon au naturel ou crabe (1/2 boîte de 200 g), 4 bâtons de surimi	90 à 220
	• **ou charcuterie :** 1 fois par semaine à midi, pas de viande à ce repas :	
	– 1 tranche de jambon de Bayonne, 30 g	100
	– 1 saucisse de Strasbourg	70
	– 25 à 30 g de pâté, terrine, rillettes, foie gras	100 à 120
	Assaisonnement : 1 c. à café d'huile (tournesol, isio 4, maïs, olive…), 10 g de beurre ou 20 g de crème fraîche à 30 %. Sel, poivre, condiments, normalement	30 à 75
✪ **Fromages**	• 30 à 40 g de **fromage** tel que gruyère, comté, roquefort…	130 à 150
	• **ou** 50 g de fromage tel que cantal, saint-nectaire, camembert, reblochon…	130
	• **ou** 60 g de chèvre	100
	• **ou yaourt :** nature, bio, bulgare, bifidus, sans sucre	50 à 60
✪ **Fruits**	• 1 pomme, 1 poire, 1/2 banane, 2 mandarines… 100 g **Pas de pain**	50

Comment faire en cas de repas « perturbé » ?

A 1 200 calories par jour, chaque repas principal comporte quatre groupes d'aliments :
– une viande, volaille… apportent 150 à 300 calories selon les jours ;
– un légume vert de 1re ou 2e catégorie, un féculent par semaine… apportent 60 à 90 calories ;
– un fromage ou yaourt… apportent 50 à 120 calories ;
– un fruit… apporte 70 calories.
Comment faire des équivalences ? (voir chapitre 6).

Repas-sandwich

A midi :

Le pain remplace le légume et le fruit. Plusieurs formules :

→ 60 g de pain (= 12 cm de baguette) ou 2 tranches de pain de mie, avec au choix :
  – 2 tranches de jambon blanc + 15 g de beurre ;
  – 50 g de rillettes + 1/2 banane ;
  – 100 g de chèvre + 20 g de beurre ;
  – 1 tomate en tranches + 2 feuilles de salade + 100 g de rôti de bœuf + 10 g de mayonnaise.

Le soir :

→ Même quantité de pain avec au choix :
  – 60 g de gruyère + 15 g de beurre ;
  – 50 g de thon + 1 œuf dur + 1 c. à dessert de mayonnaise.

Attention, ce type de repas n'est pas à faire au quotidien !

Repas professionnel ou d'invitation

Peut-on fixer un schéma type de repas professionnel ou à l'extérieur ? Il s'agit alors de supprimer le maximum d'aliments peu recommandés ou d'en diminuer les quantités. Les pâtisseries et sucreries doivent être éliminées. Il n'y a pas nécessairement quatre aliments. C'est un peu au coup par coup. Il faut acquérir quelques réflexes.

• S'il n'y a ni fruits, ni légumes au repas proposé : il faut compenser par le pain :

→ Steak (100 g) ou poulet (1 pièce) + 1 yaourt ou 40 g de fromage + pain (60 g = 12 cm de baguette) qui remplace le légume et le fruit manquants.

• S'il y a une viande et un légume uniquement : la quantité de viande compense l'absence de fromage, sinon un alcool prend la place du fromage. Le légume comble l'absence de fruit :

→ 150 g de veau et 20 frites.
→ 2 saucisses de Strasbourg, quelques cuillerées de chou, 2 pommes de terre.
→ 150 g de bar, 6 c. à soupe de carottes, 1 tomate et oignons, 1 bon verre de vin blanc à 11°.

Dans tous les cas, ne pas prendre de dessert sucré.

Petit repas au restaurant

→ Assortiment de charcuteries : 2 tranches de saucisson, 1 tranche de pâté de campagne, 1 tranche de mortadelle et 2 feuilles de salade avec 5 c. à soupe de salade de fruits (sans sucre).
→ 150 g de calmars frits et 3 c. à soupe de riz cuit.
→ 1 cuisse de poulet, 1 verre de vin rouge à 11°, salade verte assaisonnée et un fruit de saison.

Repas à emporter

→ Salade composée de légumes 1re ou 2e catégorie, 1 c. à café d'huile, vinaigre + 2 œufs ou 2 tranches de jambon blanc ou 4 gésiers ou 2 tranches de saumon fumé ou 100 g de thon au naturel + 40 g de gruyère + 1 pomme ou autre fruit.
→ Légumes verts de 1re ou 2e catégorie ou féculent 1 fois par semaine + sauce béarnaise (1 c. à soupe) ou beurre (20 g) + 3 yaourts et 1 fruit.
→ Raviolis (200 g) + 1 yaourt.

Ces équivalences doivent rester l'exception, car elles sont difficiles à gérer correctement. Or chaque variation calorique, chaque changement entre aliments non sucrés et aliments sucrés freine l'amaigrissement. Avec un peu d'habitude, il est possible de choisir au restaurant un repas convenable. Il n'y a pas besoin de calculette, seulement du bon sens.

Niveau à 1 500 calories par jour

Caractéristiques

La journée alimentaire apporte :
– 75 à 80 g de protéines,
– 110 à 140 g de glucides d'absorption lente,
– 40 à 90 g de lipides.

Les repas sont normalement salés, sans sucre, sans produits sucrés et sans boissons alcoolisées. A ce niveau, le régime est plus facile à réaliser : le choix est plus grand, et la cuisine plus agréable.

Cinq groupes d'aliments par repas principal

Les deux repas principaux doivent être composés de :
– une viande, volaille, œuf, poisson…,
– un légume vert ou féculent (2 fois par semaine),
– un fromage ou yaourt,
– un fruit,
– du pain ou équivalent (biscottes, céréales).

On va donc s'obliger à prendre cinq groupes d'aliments à chaque repas. Il faut s'habituer à ne pas dévorer le début d'un repas et oublier les derniers aliments de celui-ci ! Pour les légumes verts de 1re catégorie, on pourra en prendre au début, au milieu et à la fin du repas selon l'envie. Ces légumes pourront aussi être mélangés éventuellement avec les légumes de 2e ou 3e catégorie. On ne prendra des légumes de 3e catégorie que 2 fois par semaine.

Combien de temps le réaliser ?

Ce niveau, s'il est réalisé sans écart, peut être fait sans trop de difficultés pendant 15 jours à 1 mois. Dans des conditions idéales de réalisation, un schéma à 1 500 calories par jour permet un amaigrissement de plus de 1 kg par semaine (plus dans les premières semaines de régime). N'oubliez pas que la relative facilité de ce schéma est contrebalancée par la nécessité de l'absence absolue d'écarts… ce qui change tout.

En effet, l'importance des sensations de faim et celles d'envies sont non seulement proportionnelles au niveau de restriction du régime, mais surtout au nombre de jours réussis sans repas riches. Il ne faut pas oublier qu'un repas riche par semaine annule une semaine d'amaigrissement à 1 500 calories par jour et supprime les sensations de faim de toute la semaine.

Ce niveau à 1 500 calories par jour, plus facile et plus riche, entraîne moins d'envies de sucre et de sensations de faim entre les repas. Pour les hommes, ce niveau est un bon niveau de démarrage.

Comment le réaliser efficacement ?

A 1 500 calories par jour, chaque modification des quantités d'un jour à l'autre est un frein puissant à la vitesse de l'amaigrissement. Il faut

BESOINS TYPES À 1 500 CALORIES PAR JOUR		
MATIN		**CALORIES**
✪ **Café, thé, chicorée**		
✪ **Lait** écrémé (à volonté) ou 1/2 écrémé (150 ml), sans sucre		70
✪ **3 biscottes ou pain suédois ou 40 g de pain** = 8 cm de baguette		110
✪ **Beurre :** 10 g		75
DÉJEUNER ET DÎNER		
✪ **Légumes**	• **1re catégorie :** 300 g	75
	• **2e catégorie :** 4 c. à soupe	50
	• **3e catégorie :** féculents, 2 fois par semaine à midi : – 2 pommes de terre ou 20 frites – 5 c. à soupe de riz, pâtes, purée, légumes secs, taboulé, vermicelle ou tapioca	120 à 170
	On peut mélanger les légumes de 1re catégorie entre eux et aux autres catégories, dans un même repas. On peut avoir par exemple crudités ou potage et/ou des légumes cuits. Si féculents à plus de 2 repas par semaine, pas de pain à ce 3e repas et féculents en quantité 2 fois moindre	
✪ **Viandes, volailles, abats, poissons, crustacés, œufs ou charcuterie**	• **bœuf, veau, porc, mouton :** 120 g à midi, 3 fois par semaine	200 à 380
	• **ou volaille** (1 pièce), **lapin** (1 pièce)	150
	• **ou abats** (foie, rognons) : 150 g	200
	• **ou 2 œufs ou 2 tr. de jambon blanc**	150 à 180
	• **ou poisson** non pané à volonté, 10 huîtres, 120 g de crevettes, 2 tr. de saumon fumé, thon au naturel ou crabe (1/2 boîte de 200 g) ou 4 bâtons de surimi	90 à 250
	• **ou charcuterie :** 1 fois par semaine, pas de viande à ce repas, à midi :	
	– 2 tr. de jambon de Bayonne, 60 g	200
	– 2 saucisses de Strasbourg	140
	– 40 g de pâté, terrine, rillettes, foie gras	160 à 210
	Assaisonnement : 1 c. à dessert d'huile (tournesol, isio 4, olive...), 10 g de beurre ou 20 g de crème fraîche à 30 %. Sel, poivre, condiments, normalement	40 à 75
✪ **Fromages**	• 30 à 40 g de **fromage** tel que gruyère, comté, roquefort...	130 à 150
	• **ou** 50 g de fromage tel que cantal, saint-nectaire, camembert, reblochon...	130
	• **ou** 60 g de chèvre	100
	• **ou yaourt :** nature, bio, bulgare, bifidus, sans sucre	50 à 60
✪ **Fruits**	• 1 pomme, 1 poire, 2 mandarines, 1/2 banane... 100 g	50
✪ **Pain**	• 20 g = 4 cm de baguette = 1 tr. de pain de 500 g = 2 biscottes	55

absolument éviter de faire un jour 1 biscotte le matin, un jour 2 biscottes, et un autre jour 3 biscottes. Cela est fondamental, car sans vous en rendre compte, chaque aliment apporte maintenant bon nombre de calories et toute variation a des conséquences.

Lorsque l'on est dans les premières semaines d'un régime

La motivation est à son comble, on peut compter sur quelques semaines « à fond ». Mais ne vous surestimez pas !

Si l'on a commencé par le niveau à 1 200 calories par jour pendant une quinzaine de jours, le niveau à 1 500 calories a toutes les chances d'être réalisé sans accroc. Si l'on a commencé par le 800 calories par jour, malgré l'augmentation des quantités à 1 200 puis à 1 500 calories par jour, la faim et les envies sont de plus en plus présentes. Plus les semaines de niveaux bas s'accumulent, plus la faim augmente, s'il n'y a pas eu d'écart (en effet, un écart supprime la faim pour quelques jours).

Il est aussi possible de démarrer directement par le régime à 1 500 calories par jour dans le cas d'une faible motivation, d'activités physiques importantes, d'habitudes alimentaires élevées et pour un homme. On peut le proposer 3 à 4 semaines d'affilée.

Lorsque l'on est à plus d'un mois de régime

Vous avez donc déjà fait un cycle de 800, 1 200, 1 500 calories par jour, vous êtes resté une quinzaine à 2 000 pour faire une pause et vous voulez reprendre les niveaux bas. L'envie de maigrir est toujours présente, mais votre motivation commence à fléchir.

Il faut donc vous proposer de reprendre à 800 ou plutôt à 1 200 calories par jour pour moins longtemps et de faire une pause à 2 000, puis 2 500 plus longtemps, comme nous le verrons par la suite.

Les grandes priorités de suppression restent les mêmes : sucre, confiseries, pâtisseries, glaces, sorbets, compotes, fruits au sirop, yaourts aux fruits, jus de fruits du commerce… Il faudra toujours réaliser trois repas par jour : petit déjeuner, déjeuner, dîner. Le tableau ci-dessus résume les possibilités à 1 500 calories par jour.

Comment faire en cas de repas « perturbé » ?

A 1 500 calories par jour, chaque repas principal apporte une bonne quantité de calories ; aussi faudra-t-il faire des équivalences correctes, afin d'éviter un ralentissement de l'amaigrissement. A ce niveau, chaque repas contient cinq groupes d'aliments :

– la viande, volaille, poisson… apportent entre 100 et 380 calories ;
– les légumes de 1re ou 2e catégorie apportent entre 60 et 90 calories et le féculent 2 fois par semaine, entre 120 et 170 calories, plus l'assaisonnement de 45 à 120 calories ;
– le fromage ou yaourt apportent entre 50 et 150 calories ;
– le fruit apporte 70 calories environ ;
– le pain apporte 55 calories.

Que faire en cas de repas à l'extérieur, sachant que les exemples qui suivent ne doivent en aucun cas être des habitudes d'alimentation, mais uniquement des pis-aller momentanés ?

Repas-sandwich

On remplace les légumes et le fruit par 80 g de pain qui, ajoutés aux 20 g du repas classique, font un total de 100 g de pain (= 20 cm de baguette ou 4 tranches de pain de mie). Il faudra s'arranger pour remplacer les produits non sucrés habituels par une ou deux catégories d'aliments seulement.

A midi :

→ Au pain on ajoutera par exemple, au choix :
- 2 tranches fines de jambon de Bayonne (150 g) + 30 g de beurre ;
- 100 g de Hollande + 10 g de beurre ;
- 80 g de saucisson + 10 g de beurre.

On peut diminuer le pain de 30 g pour une pomme ou une pêche.

Le soir :

→ Même quantité de pain, avec, au choix :
- 1 filet de poulet + 1 œuf dur + 1 c. à dessert de mayonnaise ;
- 3 tranches de saumon fumé (120 g) + le jus d'1/2 citron.

Repas professionnel ou d'invitation

Quelle est la différence avec un repas de tous les jours ? De l'alcool, des amuse-gueules, souvent pas de fruit et un dessert sucré. Comme on l'a vu, il faut éviter le dessert sucré. On proposera donc :

→ 2 verres de vin rouge à 12°, 4 biscuits d'apéritif, un morceau de bœuf (80 g) sans toucher à la sauce – mais s'il s'agit de poisson, on pourra l'agrémenter de sa sauce ; pour les légumes, tout dépend s'il s'agit de légumes verts ou de féculents :
- les légumes verts seront pris comme d'habitude avec le pain (20 g) ;
- s'il y a un féculent, il faudra prendre 1 pomme de terre ou une dizaine de frites ou 2 c. à soupe de riz, de pâtes cuites… et supprimer le pain de ce repas.

+ 30 g de reblochon ou un peu plus pour les fromages de chèvre.

Un peu d'alcool ou de vin entraînent une diminution des viandes ou des fromages. Trop de charcuteries doit faire diminuer ou supprimer les viandes et/ou les fromages. De la même façon, plus de pain doit faire prendre moins de légumes ou de fruits.

Repas à emporter

→ Taboulé (6 c. à soupe), 1 cuisse de poulet, 40 g de comté, 1 tranche d'ananas et une demi-pomme coupée en morceaux à mélanger au taboulé ou un fruit facile à emporter.

Petit repas au restaurant

→ Salade niçoise où l'on veillera à la suffisance du thon (100 g) et des œufs (2) qui doivent remplacer l'absence de fromage ; sinon, s'accorder un ballon de vin rouge ! S'il y a insuffisamment de maïs ou de riz, le compenser par le pain.
→ Bavette à l'échalote (150 g), 2 verres de vin rouge ou 1 whisky, une vingtaine de frites remplacent le pain et le fruit.
→ Andouillette (150 g), purée (4 c. à soupe).

Journée « à l'anglaise »

A l'extrême, si on ne peut prévoir de déjeuner, il faut prendre au petit déjeuner tout ce qu'on ne prendra pas à midi.

• **Au petit déjeuner :**
→ Café ou thé au lait demi-écrémé (150 ml), 12 cm ou 60 g de pain et 10 g de beurre, 2 œufs ou 2 tranches de jambon blanc, 2 tomates frites avec les œufs.

• **A midi :**
→ 1 yaourt ou 40 g d'emmenthal, 2 mandarines.

Cela n'est pas dans les habitudes françaises d'alimentation, mais pour ceux que cela intéresse, ce schéma est efficace. Il faudra éviter de faire un jour ainsi et de revenir le jour suivant au schéma habituel.

Que peut-on attendre de ces niveaux par rapport aux régimes habituels ?

Ces trois niveaux à 800, 1 200 et 1 500 calories par jour sont des niveaux d'amaigrissement accéléré.

Les résultats envisageables

Comptez un amaigrissement de 2,5 à 3 kg pour 10 jours à 800 calories par jour, suivis de 3 kg pour 15 jours à 1 200 calories par jour, et 3 kg environ pour trois semaines à 1 500 calories par jour.
Nous en sommes à 8,5 kg en un peu plus de six semaines.
Cet exemple est plutôt minimaliste, on peut s'attendre à un résultat plus explosif – d'autant que l'amaigrissement consiste dans ces conditions à une fonte préférentielle de la masse grasse, ce qui n'est pas le cas des régimes plus bas sur le plan calorique ou déséquilibrés.

Que font les abonnés aux régimes ?

La diète protéique : uniquement des viandes, des œufs, etc., ou bien des régimes extrêmement restrictifs, avec ou sans compléments de repas. On constate :

- qu'avec des coupe-faim, on peut faire plus longtemps des niveaux très stricts, et qu'avec des diurétiques s'associe une perte d'eau... qui peut aller dans les premiers jours jusqu'à 2 à 4 kg !
- que la vitesse « pure » de baisse de la masse grasse est inférieure ;
- une fonte musculaire qui entraîne des amaigrissements disgracieux : visage fatigué, fonte musculaire du visage, creusant et ridant, chute du galbe de la poitrine, amaigrissement plus important du haut du corps rendant plus nette les surcharges graisseuses localisées (cellulite) ;
- que plus l'alimentation à table est diminuée, plus les problèmes digestifs apparaissent :

– l'estomac rétrécit de 30 à 35 % ;
– l'alimentation est très irrégulière en qualité comme en quantité. Le déjeuner est trop faible par rapport au dîner, la semaine est beaucoup plus basse que le week-end, etc., entraînant des problèmes d'intolérance, le moindre repas riche est alors mal toléré : indigestion facilitant, en retour, la suppression de l'aliment soi-disant en cause (sauces, crustacés, alcool...) ;
– bien sûr le déséquilibre est total au niveau des apports : glucides, lipides, protides, mais aussi en fibres, en calcium, fer, etc. ;
– colite, constipation, diarrhée en alternance, entraînent le rejet des légumes verts et des fruits, facilitant en retour d'autres carences.

Pendant des décennies, les femmes ayant tendance à grossir ont réalisé ce type de restriction chronique de l'alimentation. Malheureusement, les périodes de fêtes, de voyages ou à la suite d'un choc affectif, une dépression où l'alimentation n'est plus maîtrisée, favorisent de grosses reprises de poids. *Plus on diminue le niveau d'alimentation, plus le niveau d'élimination baisse.*

L'exécution du régime amaigrissant tel que nous le décrivons à 800, 1 200, 1 500 calories par jour aboutit à une véritable rééducation alimentaire qui vous surprendra par ses résultats. Au bout de quelques mois, cette nouvelle manière de s'alimenter deviendra un réflexe.

Vous avez appris à maigrir rapidement, vous allez maintenant savoir comment augmenter votre régime sans reprendre de poids et aussi poursuivre un amaigrissement à vitesse réduite. Vous savez que le passage à un niveau calorique plus haut (par exemple de 1 200 à 1 500 calories par jour, avec moins de 500 calories de plus) entraîne une reprise de poids passagère, une stabilisation qui précède la reprise de l'amaigrissement. Il ne faudra pas vous affoler, c'est normal et logique !

Dans les niveaux à 800, 1 200 et 1 500, la reprise de poids n'est pratiquement pas ressentie. C'est généralement en passant à 2 000 que celle-ci se remarque. En effet, c'est un niveau que les abonnés aux régimes ne font jamais !

Après ces quelques semaines de niveaux bas, nous allons passer à 2 000 qui servira de période d'attente, avant de reprendre à nouveau ces niveaux bas.

Ce qu'il ne faut pas faire :

Rester trop longtemps aux niveaux bas, pour ne pas épuiser toute sa motivation dans cette première phase.

Si l'on dépasse ses capacités, vient un moment où l'on ne peut plus maîtriser ses envies ; cela facilite une phase boulimique. La reprise de poids peut être foudroyante, de 2 à 8 kg en quelques jours, selon que l'on se laisse aller en douceur... passionément... à la folie !

Ce qu'il faut faire :

Faire un premier passage à 800, 1 200, 1 500, puis passer à 2 000 calories par jour au moins une quinzaine de jours. On acceptera alors quelques écarts. Puis reprendre un deuxième passage à 800, 1 200, 1 500, moins longtemps que la première fois, etc.

---

8. Phase de réaugmentation à 2 000 et 2 500 calories par jour

On arrive à un stade charnière. Souvenez-vous, les instances officielles établissent comme niveau calorique « de croisière » maximum :
– 2 000 calories par jour pour les femmes ;
– 2 700 calories par jour pour les hommes ayant une activité habituelle.
En France, tous les régimes sont proposés à des niveaux inférieurs à ces deux niveaux, qui sont considérés comme des niveaux de stabilisation. Ils ne sont bien entendu jamais donnés comme amaigrissants. Et il n'est même pas envisagé que l'on puisse proposer des niveaux supérieurs.
Nous aborderons le problème différemment : nous passerons à 2 000, quand nous serons certains de maigrir à 1 500. A notre surprise, ce niveau va entraîner un amaigrissement dès la 1re ou à la 2e, 3e, 4e ou 5e semaine pour 90 % des femmes. En le réalisant selon nos recommandations, on trouvera le vrai niveau d'élimination calorique quotidien.
Cela permettra de stabiliser le poids plus facilement à des niveaux caloriques plus élevés, qui rendront la vie quotidienne agréable. Les efforts de rééducation alimentaire que nous vous avons proposés pendant le régime porteront alors leurs fruits.
Le régime à 2 000 calories par jour peut être appréhendé de quatre manières différentes :

1. Un niveau de pause, avant une réaccélération intensive de l'amaigrissement : il interviendra lorsque les régimes très restrictifs ne pourront plus être suivis de manière convenable, pour éviter les reprises de poids anarchiques dues à la lassitude et au découragement devant des efforts croissants. Après cette pause, le régime strict sera repris.

2. Un niveau d'amaigrissement faible pour les femmes et un niveau excellent de perte de poids chez les hommes – à condition qu'il soit réalisé sans écart, avec une régularité du nombre et des quantités de chaque groupe d'aliments, à chaque repas et d'un repas à l'autre.

3. Un niveau momentané de stabilisation à 2 000 calories par jour, si l'on s'accorde un repas riche par semaine : cela permet de reprendre une petite vie sociale alors que le régime n'est pas terminé.

4. Une étape vers la stabilisation : ce niveau peut être un niveau de stabilisation chez 10 % des femmes. Il restera alors leur alimentation définitive, sur laquelle elles s'appuieront pour ajouter tout ce qui a manqué pendant le régime.

De manière générale, 2 000 et 2 500 calories par jour sont des passerelles vers la sortie de régime aboutissant à l'alimentation définitive. En effet, on ne libère complètement l'alimentation en repas riches, pâtisseries… que lorsqu'on est arrivé au niveau de stabilisation.

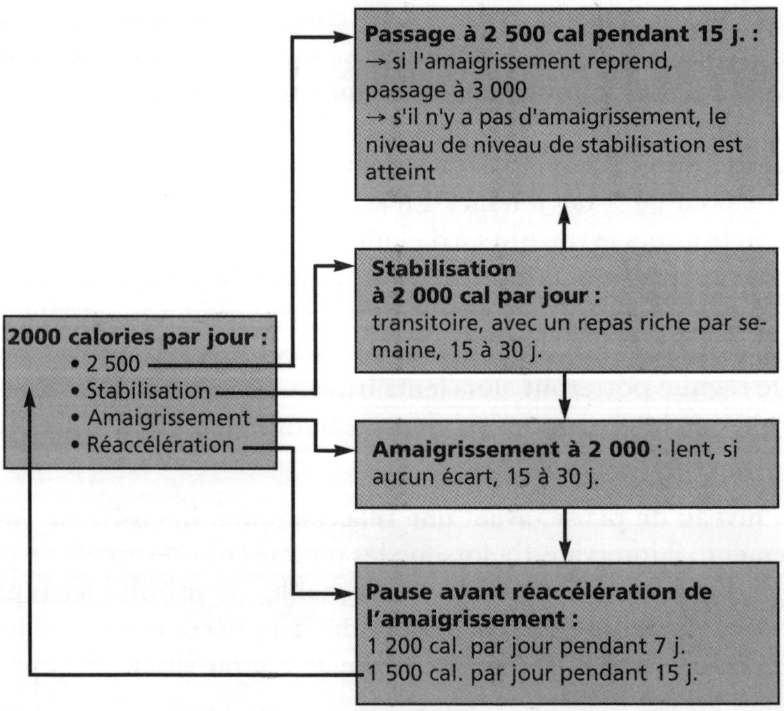

Niveau de pause à 2 000 calories par jour, avant réamorçage de l'amaigrissement rapide

Vous venez de passer plusieurs semaines à faire des niveaux stricts à 800, 1 200 et 1 500 calories par jour. Même si vous voulez poursuivre un amaigrissement intensif, ne croyez pas que vous perdrez du temps en passant à 2 000 calories par jour. Au contraire, vous éviterez bien des risques d'échecs. En effet, les niveaux caloriques bas ne peuvent pas être conseillés sur des périodes très longues pour plusieurs raisons. Lorsqu'on réalise un régime à un niveau strict, sans écarts, sans repas riche, les difficultés apparaissent proportionnellement à l'intensité du régime, comme si le manque, en s'accumulant progressivement, entraînait une faim croissante de jour en jour. Malgré beaucoup de volonté, il est difficile de résister longtemps à des repas d'invitation, générateurs, comme nous l'avons vu, de reprises de poids rapides. Ainsi s'annulent des semaines d'efforts !

Beaucoup pensent que les quelques écarts qu'ils viennent de faire sont des exceptions qui ne vont pas se reproduire. Ils vont choisir de rester à 800, 1 200 calories par jour, se disant qu'ils y arriveront plus facilement le lendemain. C'est un tort : le fait de n'avoir pu résister montre la limite de sa motivation. Il faut l'admettre et comprendre qu'à 1 200 calories par jour, un repas riche fait reprendre 1,5 kg à 2 kg d'un seul coup. En passant à 2 000 calories par jour, non seulement on pourra mieux résister à un repas d'invitation – car la faim sera moindre –, mais aussi celui-ci sera moins pénalisant en reprise de poids : + 500 g.

De plus, on constate que la vitesse d'amaigrissement diminue au fur et à mesure que l'on prolonge trop les bas niveaux caloriques. L'organisme semble s'habituer à la restriction et résiste de plus en plus, fournissant des efforts supérieurs pour de moindres résultats. Plus l'organisme sera habitué longtemps à des niveaux bas sur le plan calorique, plus le chemin vers la stabilisation sera long et le retour à une alimentation normale, difficile.

Tout porte à croire qu'avant de mener à nouveau une vie normale sur le plan alimentaire, il faille faire une phase intermédiaire de réaugmentation à 2 000 voire à 2 500 calories par jour. Il faudra, bien entendu, toujours respecter les grands principes :

– régularité du nombre de repas par jour ;
– régularité des 5 groupes d'aliments à chaque repas ;
– régularité des quantités.

Vous avez déjà pris de bonnes habitudes et c'est maintenant plus facile. Reste le problème des quantités, qui sont à 2 000 calories par jour vraiment plus importantes. Il y a plus à manger... souvent plus qu'avant le régime. Il faut insister sur l'intérêt de ne pas manger moins, de se forcer les premiers jours à tout prendre. L'estomac n'est plus habitué à ce volume alimentaire, qui demande un peu plus de temps à table pour tout manger et peut être suivi de quelques ballonnements – rien de plus.
Le choix est ici beaucoup plus grand, la fréquence des aliments les plus riches comme les féculents ou les charcuteries est très agréable.

Mais il ne faut pas oublier que d'un coup, vous allez augmenter de 500 calories par jour. Ce passage, comme pour chaque réaugmentation, ne va pas se faire sans une petite reprise de poids temporaire de 500 g à 1 kg en général – au grand maximum 2 kilos, surtout pour ceux qui ont vécu longtemps à un niveau calorique bas. Ensuite, lorsque ces mêmes personnes auront été habituées à faire des passages à 2 000 calories et plus par jour, il n'y aura que quelques grammes de pris lors du passage de 1 500 à 2 000 calories par jour. Cela ne durera que 8 à 15 jours au maximum, puis le poids se stabilisera. Il faut laisser à l'organisme le temps de s'habituer.
L'amaigrissement repartira ensuite dans 90 % des cas. En effet, 2 000 calories par jour est un poids de stabilisation pour une femme dans à peine 10 % des cas. Ce sont des femmes à la vie souvent très sédentaire, ayant eu une alimentation très basse depuis des décennies ou héréditairement défavorisées.
Il vaut mieux accepter un premier repas riche à la deuxième semaine du 2 000, la première permettant de s'habituer au niveau.

Le niveau à 2 000 calories sera à effectuer une quinzaine de jours.
Après une période de stabilisation de poids, vous verrez repartir l'amaigrissement à « petite vitesse ».
Après une quinzaine de jours à 2 000, il faudra vous décider soit à reprendre les niveaux bas, soit à monter à 2 500, soit à rester un peu plus à 2 000 pour mieux s'y habituer.

Si vous êtes toujours motivé et vous sentez prêt psychologiquement, avec une période calme d'au moins trois semaines devant vous, vous pouvez vous relancer dans le régime strict. Il est difficile de conseiller un retour à 800 calories par jour : l'effort demandé serait trop grand et vous auriez beaucoup de mal à tenir le rythme. Il vaut mieux être raisonnable et envisager une semaine à 1 200 calories par jour qui sera vite très gratifiante – pas beaucoup plus longtemps, car vous êtes moins motivé à ce moment du régime. L'amaigrissement se fera à une bonne vitesse, souvent plus importante que la première fois.

Puis vous passerez à 1 500 calories par jour pendant 15 jours et là aussi vous verrez une bonne vitesse d'amaigrissement, d'environ 1 kg par semaine et peut-être plus. Si ce niveau est fait sans trop de problèmes, vous pourrez y rester une semaine de plus.

Vous remonterez ensuite à 2 000 calories par jour, avec un bon nombre de kilos en moins. Vous ne perdrez pas de temps en passant à 2 000 et la réaccélération obtenue en reprenant un niveau bas compense cette période de pause à 2 000.

Vous pouvez ainsi programmer plusieurs cycles d'accélérations avec réaugmentations à 2 000, voire 2 500 calories par jour en cas de problèmes. Il faut bien sûr se sentir psychologiquement prêt pour affronter ces variations qu'il faut un peu de temps à bien réaliser, mais qui sont beaucoup plus efficaces, dans le sens où l'on passe à un niveau à 2 000 calories par jour quand on sent flancher sa volonté. Avec de l'habitude, on fait 2 à 3 semaines de régime dur puis on remonte à 2 000 calories par jour avant d'accepter un repas de fête, sans risquer d'annuler ses efforts précédents.

Plus haut on remonte les niveaux, plus le métabolisme s'oblige à augmenter et meilleure sera la vitesse d'amaigrissement à la reprise des niveaux bas… et plus on se fait plaisir à manger enfin à sa faim.

C'est cette technique qui vous permettra d'atteindre le plus rapidement le poids désiré.

Réaugmentation progressive de l'alimentation et reprise du régime.

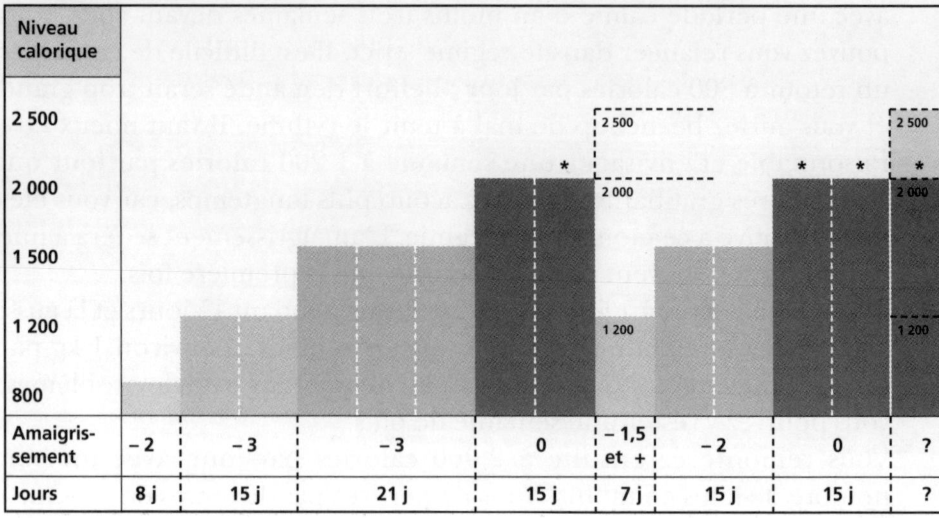

* Repas riche.
Total : – 11,5 kg en 13 semaines et plus.

Essayons de comparer cette technique à un niveau strict fait le plus longtemps possible. Le niveau proposé par les régimes à la mode se situe entre 600 et 1 000 calories par jour. A niveau constant de régime, l'amaigrissement freine progressivement, les envies augmentent au bout de 3 à 4 semaines, bien avant si l'on n'a pas de coupe-faim. Alors commencent quelques semaines d'écarts qui font reprendre quelques kilos. On se motive à nouveau à reprendre son régime… La motivation flanche et les résultats en pâtissent.

Niveau strict constant, avec périodes de régime et périodes d'écarts.

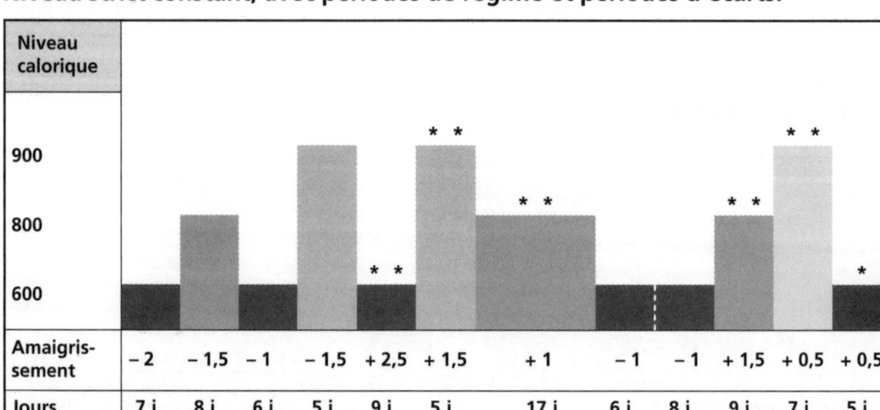

* Repas riche.
Total : – 0,5 kg en 13 semaines.

Ce dernier schéma représente, bien sûr, un exemple catastrophique ; il y en a de plus spectaculaires, qui représentent deux à trois personnes sur dix. Celles-ci perdent du poids... Le problème se posera plus tard, à la phase de stabilisation.
Tel est le secret d'une bonne méthode d'amaigrissement : une restriction maîtrisée, une réaugmentation avant de se mettre à grignoter, en stabilisant l'acquis et permettant de se « requinquer » pour mieux recommencer.

2 000 calories par jour, un niveau d'amaigrissement doux

Le régime à 2 000 calories par jour effectué sans écart, avec la régularité voulue, permet à une femme de perdre 400 à 700 g par semaine. Un homme, lui, perdra un bon kilo par semaine.
Si vous vous habituez à ce niveau et préférez un amaigrissement plus tranquille, un effort moins dur, n'hésitez pas ! Vous pouvez le réaliser 2 à 4 semaines sans problème. Attention à la routine, car on n'a plus l'impression de faire un régime, mais on ne doit pas oublier que chaque écart ou repas riche freine l'amaigrissement. Si l'on a tendance à faire à nouveau des écarts, soit on se remotive pour des niveaux stricts (voir ci-dessus), soit on passe à 2 500 calories par jour.
Pourquoi ne pas terminer son amaigrissement avec un 2 000 calories par jour, qui permet d'arriver en douceur à son poids idéal ? On arrive à son poids idéal en ayant habitué son corps à un niveau alimentaire assez haut, il suffira ensuite de passer à 2 500 calories par jour, et d'enchaîner les différentes réaugmentations pour bien stabiliser.

2 000 calories par jour, pause du régime et stabilisation avec un repas plus riche par semaine

Après une accélération à 800, 1 200 et 1 500 calories par jour, le passage à 2 000 calories par jour est pour vous une aubaine. Ce niveau

permet – après quelques jours d'adaptation – de prévoir un repas entre amis sans conséquences.
Cela vous laisse le temps de vous habituer à ce niveau. Avec plus de quantités et de choix d'aliments, il est effectivement plus compliqué à gérer. Il faut un peu plus de temps à table, pour tout manger.
Si vous n'êtes pas décidé à redescendre à 800 ou 1 200 calories par jour, vous pouvez y rester 2 à 4 semaines mais après, passez à 2 500 calories par jour. Il ne faut pas rester indéfiniment à 2 000, si ce n'est pas un niveau de stabilisation.

2 000 calories par jour, palier intermédiaire de stabilisation

Lorsque vous avez atteint le poids de vos rêves, il va falloir absolument éviter le retour en arrière. Il s'agit de réfléchir à long terme : l'alimentation qui ne fera plus jamais grossir sera celle qui, réalisée au quotidien, n'entraînera plus de grignotage systématique et qui permettra de faire des repas riches sans regrossir. Donner en trois repas ce dont l'organisme a réellement besoin comme calories quotidiennes permet de ne pas laisser l'organisme « en manque » et de ne pas entraîner, à chaque repas plus riche, une reprise de poids.
Il faut donc réaugmenter au niveau alimentaire dont le corps a réellement besoin et pas le niveau où l'on se sent bien. N'ayez pas de réticence à le faire, même si pendant 2 à 3 semaines vous aurez quelques problèmes à tout manger. Passées ces sensations de réplétion, de ballonnements, de lenteurs digestives, vous vous y habituerez rapidement.
Vous êtes donc à 2 000 où l'on assistera au même phénomène d'augmentation légère de poids, puis de stabilisation et enfin à un amaigrissement (chez encore 90 % des femmes et pratiquement tous les hommes !). Si c'est le cas, vous n'aurez pas encore atteint votre niveau de stabilisation et il faudra passer à 2 500 calories par jour…et ainsi de suite.
On aura ainsi réussi à déterminer le niveau de stabilisation de poids, après plusieurs semaines d'une alimentation réalisée avec beaucoup de régularité.
Attention, à ces niveaux, chaque aliment (viande, fromage, œufs) représente beaucoup de calories, entre 300 et 500. Aussi, chaque

variation de quantité peut être de 300 à plus de 1 000 calories d'un jour sur l'autre.
Méfiez-vous des jours où vous mangez moins que d'habitude. Bien sûr, vous maigrirez si vous êtes à des niveaux bas d'alimentation, mais peu, à cause d'une fréquente irrégularité du nombre et des quantités de chaque aliment d'un repas à l'autre. Dès que vous réaugmenterez au niveau de stabilisation (2 500 dans l'ensemble), la reprise de poids sera toujours supérieure à ce que vous avez pu perdre pendant ces quelques jours de restriction. Plus la restriction aura été importante, plus la reprise de poids sera forte – d'autant plus que la réaugmentation aura été rapide.

Tableau montrant les conséquences d'une diminution/réaugmentation des quantités d'un jour sur l'autre.

	Régularité		Restriction irrégulière			Reprise de poids
Petit déjeuner	■ ■	■ ■	■ ▪	▪	■	■ ■
Déjeuner	■ ■ ■ ■ ■	■ ■ ■ ■ ■	■ ▪ ■	■ ▪ ▪ ■ ■	▪ ■ ■	■ ■ ■ ■ ■
Dîner	■ ■ ■ ■ ■	■ ■ ■ ■ ■	▪ ▪ ■	■ ▪ ▪	▪ ■ ■	■ ■ ■ ■ ■
Calories	2 500	2 500	1 600	1 400	1 300	2 500
			Si 7 j de ce type = – 500 g			+ 1,5 kg

■ Chaque carré représente un aliment. L'idéal est d'avoir boisson et pain + beurre le matin et 5 aliments midi et soir...

Dès lors que l'on connaît le niveau de stabilisation du poids, le schéma de votre régime devient plus clairà organiser :

Exemple d'une femme souhaitant perdre 7 kg

• 15 jours à 1 200 calories par jour permettent un amaigrissement de 2 kg la première semaine, de 1,5 kg la seconde = –3,5 kg.

• 21 jours à 1 500 calories par jour : – 0,5 kg la première semaine, –1 kg les deux semaines suivantes, soit un total de –2,5 kg.

• 15 jours à 2 000 calories par jour : rien la première semaine, –700 g la seconde = –700 g.

• 21 jours à 2 500 calories par jour : rien les deux premières semaines, –300 g la troisième semaine = –300 g.

• Passage à 3 000 calories par jour pendant 15 jours sans écart, puis reprise progressive d'une vie sociale normale, avec tous les petits piments de l'existence.

Il aura fallu 2 mois pour arriver à 3 000 calories par jour, niveau de stabilisation. Ce schéma est le programme à proposer. Si les habitudes ont été bien prises, cela est réalisable facilement.

Schéma d'amaigrissement de 7 kg pour une femme.

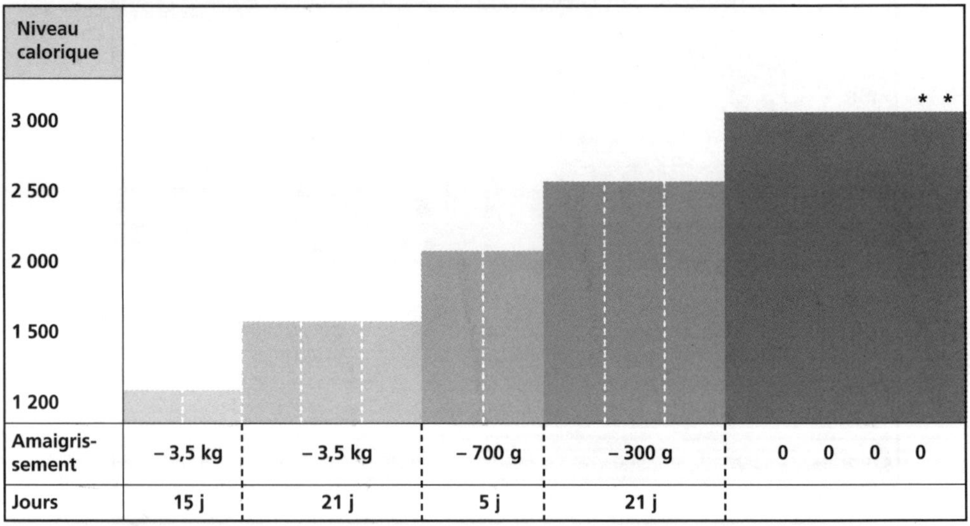

* Repas riche.

Exemple d'une femme souhaitant perdre 15 kg

Il vaut mieux proposer une phase de stabilisation intermédiaire, avant de reprendre un régime strict.

• 15 jours à 1 200 calories par jour : –3,5 kg.

• 30 jours à 1 500 calories par jour : –3,5 kg.

• 21 jours à 2 000 calories par jour : reprise de poids la première semaine (+700 g), amaigrissement la deuxième semaine (–700 g), un repas riche la troisième (+500 g) qui stabilise le poids. On décide alors de passer à 2 500 calories par jour, pour oublier momentanément le régime.

- 15 jours à 2 500 calories par jour : ils permettent de faire un repas plus riche par semaine sans risque de reprendre du poids et de manger dans des quantités où la faim n'existe plus.
- 15 jours à 1 200 calories par jour : –2,5 kg.
- 21 jours à 1 500 calories par jour : –2,5 kg.
- 15 jours à 2 000 calories par jour : un repas riche par semaine dès la deuxième semaine permet de stabiliser et de reprendre des forces pour recommencer une dernière phase restrictive.
- 7 jours à 1 200 calories par jour : –1,5 kg.
- 15 jours à 1 500 calories par jour : –1,5 kg.
- 15 jours à 2 000 calories par jour : stabilisation avec un repas riche la deuxième semaine.
- 15 jours à 2 500 calories par jour : stabilisation avec un repas riche par semaine.
- Passage à 3 000 calories par jour : stabilisation à long terme du poids.

Schéma d'amaigrissement de 15 kg pour une femme.

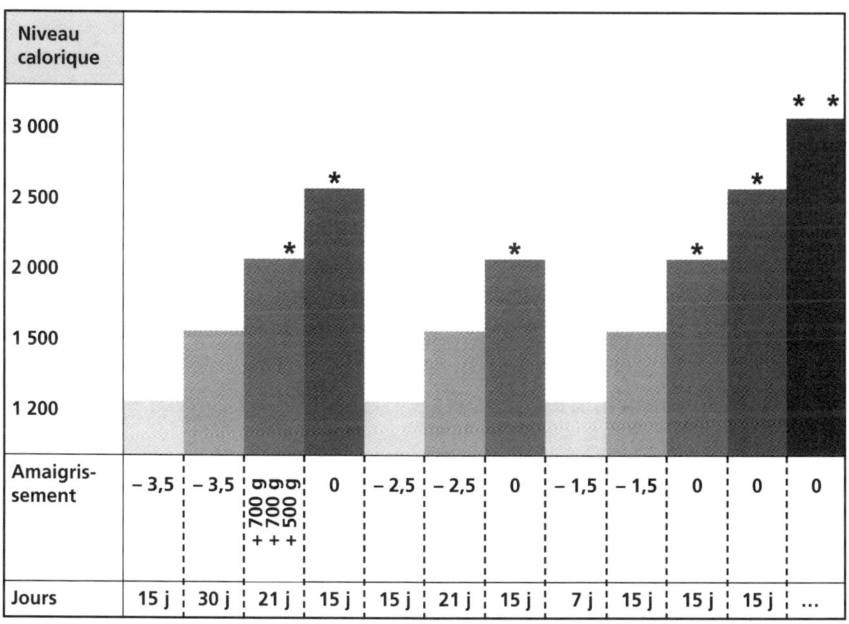

* Repas riche.

Les périodes de régimes stricts ont duré 3 mois et demi, entrecoupées de périodes de réaugmentation à 2 000 et 2 500 calories par jour : un peu plus d'un mois la première fois, une quinzaine de jours la seconde. Le dernier mois sert à augmenter progressivement, pour sortir définitivement du régime.
Le schéma ci-dessus montre que l'on peut faire des repas riches au moment où l'on est à des niveaux caloriques plus élevés (2 000-2 500).
Au total, il faudra 6 mois pour arriver sur le niveau de stabilisation à 3 000 calories par jour (dans cet exemple).
On peut répéter à l'infini différentes stratégies d'amaigrissement en incluant ces trois phases : amaigrissement/réaugmentation/stabilisation.

Niveau à 2 000 calories par jour

Caractéristiques

La journée alimentaire apporte :
- 90 à 110 g de protéines,
- 135 à 160 g de glucides,
- 90 à 110 g de lipides.

L'alimentation est normalement salée, sans sucre et produits sucrés ni boissons alcoolisées.

Cinq groupes d'aliments par repas principal

Dans la mesure du possible, on essayera de rester sur le schéma classique avec un légume en entrée et/ou légume cuit, une viande-volaille-œuf-poisson, un fromage ou yaourt, un fruit, du pain.
A ce niveau on peut plus facilement réaliser une équivalence entre pain et féculent, dans la mesure où ils apportent en calories et en glucides les mêmes valeurs.

Combien de temps le réaliser ?

Nous avons le choix entre faire un palier de 15 jours avant de reprendre un niveau strict, ou y rester un peu plus longtemps pour un amaigrissement lent, ou encore stabiliser et s'offrir un repas plus riche par semaine afin de souffler un peu pendant le régime.

BESOINS TYPES À 2 000 CALORIES PAR JOUR

MATIN		CALORIES
✪ **Café, thé, chicorée**		
✪ **Lait** écrémé (à volonté) ou 1/2 écrémé (150 ml), sans sucre		70
✪ **4 biscottes ou pains suédois ou pain :** 60 g = 12 cm de baguette		164
✪ **Beurre :** 20 g		150
✪ **1 fruit ou le jus d'1 fruit** (150 g)		80
1 fois par semaine : 2 croissants à la place du pain et du fruit		360
DÉJEUNER ET DÎNER		
✪ **Légumes**	• **1re catégorie :** 300 g	75
	• **2e catégorie :** 5 c. à soupe	50
	• **3e catégorie :** féculents, 3 fois par semaine à midi : – 2 pommes de terre ou 20 frites – 5 c. à soupe de riz, pâtes, purée, légumes secs, taboulé, vermicelle ou tapioca	120 à 240
	– Pizza, quiche : 1/4 de portion (100 g)	200
	On peut mélanger les légumes de 1re catégorie entre eux et aux autres catégories, dans un même repas. On peut avoir par exemple crudités ou potage et/ou des légumes cuits. *Si féculents plus de 3 fois par semaine, pas de pain à ce repas*	
✪ **Viandes, ou volailles ou abats ou poissons, crustacés ou œufs ou charcuteries**	• **bœuf, veau, porc, mouton :** 150 g à midi, 3 fois par semaine	200 à 450
	• **ou volaille** (2 pièces), **lapin** (2 pièces)	300
	• **ou abats** (foie, rognons) : 180 g	245
	• **ou 2 œufs ou 2 tr. jambon blanc**	150 à 180
	• **ou poisson** non pané à volonté, 12 huîtres, 150 g de crevettes, 3 tr. de saumon fumé, thon ou crabe (3/4 boîte de 200 g) ou 5/6 bâtons de surimi	90 à 320
	• **ou charcuterie :** 1 fois par semaine, diminuer la viande de moitié à ce repas, midi plutôt que le soir :	
	– 2 tr. de jambon de Bayonne, 60 g	200
	– 2 saucisses de Strasbourg	140
	– 50 g de pâté, terrine, rillettes, foie gras	175 à 245
	– 5 tr. de saucisson ou chorizo, 2 tr. de salami...	150 à 250
	Assaisonnement : 1 c. à dessert d'huile (tournesol, isio 4, maïs, olive...), 20 g de beurre ou 30 g de crème fraîche à 30 %. Sel, poivre, condiments, normalement	90 à 150
✪ **Fromages**	• 50 g de **fromage** tel que gruyère, comté, roquefort...	200
	• **ou** 60 g de fromage tel que cantal, saint-nectaire, camembert, reblochon...	180
	• **ou** 70 g de chèvre	130
	• **ou yaourt :** nature, bio, bulgare, bifidus, maigre aux fruits	50 à 110
✪ **Fruits**	• 1 pomme, 1 poire, 2 mandarines, fraises... 150 g	80
✪ **Pain**	• 40 g = 8 cm de baguette = 2 tr. de pain de 500 g = 4 biscottes	100 à 120

Comment le réaliser efficacement ?

On gardera les principes de régularité du nombre et des quantités de chaque aliment d'un repas à l'autre. Les quantités deviennent consistantes ! Il ne faut surtout pas les diminuer, même si cela paraît trop. Le tableau ci-dessus résume les possibilités à 2 000 calories par jour.

Comment faire en cas de repas « perturbé » ?

Nous sommes maintenant à un niveau d'alimentation où chaque repas principal apporte entre 700 et 900 calories. Le repas classique représente :

– une viande ou poisson… apportent entre 100 et 450 calories ;
– un légume de 1re ou 2e catégorie apportent entre 60 et 90 calories, mais s'il y a un féculent (3e catégorie), on passe à 120 ou 170 calories et 45 à 150 calories d'assaisonnement ;
– un fromage apporte entre 120 et 190 calories, un yaourt entre 50 et 60 calories ;
– un fruit apporte 80 calories ;
– le pain apporte 100 à 120 calories.

Il sera plus difficile de faire un en-cas ou un repas-sandwich, car les quantités de chaque repas sont maintenant très importantes.

Repas-sandwich

A midi :

→ 120 g de pain = 24 cm de baguette ou 5 tranches de pain de mie avec, au choix :
  – 200 g de pâté de tête en vinaigrette (1 c. à soupe) ;
  – 1 mixed-sandwich (avec les 5 tranches de pain de mie) : 3 tranches de saucisson / 2 feuilles de salade, 1 œuf dur et 1 c. à café de mayonnaise / 2 tranches de saumon fumé et 10 g de beurre / 50 g de chèvre / 2 tomates, de la salade et 1 c. à dessert de mayonnaise.

Le soir :

→ 2 croque-monsieur de 100 g + 1 petit verre de chianti.

Repas professionnel ou d'invitation

→ 1 apéritif : 1 whisky ou 2 coupes de champagne (à la place du fromage),
  6 huîtres (75 g) et 2 tr. de pain de mie de 10 g,
  Une part de magret de canard (100 g) et 1 c. à soupe de sa sauce,
  5 c. à soupe de riz.

L'apéritif, les huîtres et le magret remplacent la viande et le fromage.
Le pain de mie et le riz remplacent le légume, le fruit et le pain.

→ 1 part de terrine de poisson (100 g),
Gigot d'agneau (50 g), haricots verts,
150 g de fraises (sans crème chantilly),
40 g de pain,
2 verres de vin rouge à 11°.

La terrine, l'agneau et le vin remplacent la viande et le fromage. Les haricots verts, les fraises et le pain sont ici comme dans un repas classique.

→ Foie gras (50 g),
1 sole (150 g),
Riz blanc (4 c. à soupe),
Pain (60 g),
1 verre de vin blanc à 11°.

Le foie gras, la sole et le vin remplacent la viande et le fromage. Le riz et le pain remplacent le légume et le fruit.

Repas à emporter

→ Salade de pommes de terre (5 c. à soupe) avec 1 c. à soupe d'assaisonnement. On y mélangera du thon au naturel (100 g), 1 tranche de jambon fumé, 3 tranches de saumon fumé, du gruyère (60 g) coupé en fines lamelles, 1 kiwi en tranches.
Les pommes de terre et le kiwi remplacent le légume, le fruit et le pain. Le thon, le jambon fumé, le saumon fumé et l'assaisonnement remplacent la viande et le fromage.

→ Une quiche lorraine (150 g) et 1 fruit.
La pâte à tarte et le fruit remplacent le légume, le fruit et le pain. Les œufs et le beurre, ainsi que le fromage remplacent la viande et le fromage.

→ Un taboulé (5 c. à soupe cuites), une dizaine de crevettes décortiquées, 1 pomme et 1 mandarine en tranches et 50 g de beaufort.
Le taboulé et les fruits remplacent le légume, le fruit et le pain. Les crevettes et le fromage remplacent la viande, l'assaisonnement et le fromage.

Petit repas au restaurant

→ Une blanquette de veau (150 g), avec du riz (5 c. à soupe), 1 verre de vin, un yaourt nature et 5 cm de baguette (20 g).
Le veau et le vin, avec le laitage remplacent la viande et le fromage.
Le riz et le pain remplacent le légume et le fruit.

→ Un steak (150 g), frites (40), 2 verres de vin et 100 g de fraises.
Le vin remplace le fromage. Les 40 frites au lieu de 20 remplacent le pain.

→ 2 tomates farcies, une salade, 1 c. à soupe d'huile, 60 g de chèvre et 60 g de pain.
Les 60 g de pain remplacent l'absence de fruit.

Vous avez bien compris maintenant qu'il ne s'agit pas de manger le moins possible, mais de viser au mieux le niveau d'alimentation nécessaire soit pour maigrir, soit pour stabiliser un poids.

Niveau à 2 500 calories par jour

Quand le réaliser ?

Vous en êtes à 2 000 calories par jour depuis 2 à 3 semaines, vous réalisez correctement ce niveau et perdez du poids. Vous souhaitez continuer à maigrir mais le courage vous fait défaut, vous n'êtes pas prêt à reprendre un niveau strict et aimeriez pouvoir accepter quelques repas d'invitation sans reprise de poids brutale. Il vaut mieux, alors, passer à 2 500 calories par jour. N'oubliez pas que plus le niveau d'alimentation se rapproche de la normale, moins les écarts font reprendre du poids. Il est bon de se déshabituer des niveaux bas en faisant des niveaux à 2 000 ou 2 500 calories par jour, vous n'en maigrirez que plus vite à la reprise des niveaux bas. Ce n'est pas une perte de temps.
En revanche, si votre poids idéal est obtenu, vous aborderez le niveau à 2 500 calories par jour comme une ouverture vers la sortie du régime.
Nous arrivons ici à un niveau de régime qu'aucun programme amaigrissant n'aborde comme niveau d'amaigrissement, et très rarement comme niveau de stabilisation. Nous en avons analysé les raisons précédemment.
Certains, en arrivant à 2 000 calories par jour, estiment manger suffisamment et ne voient pas l'intérêt de passer à 2 500 calories. Or, il faut réfléchir à long terme, sur une année entière, avec les périodes de fête, les voyages et autres perturbations : le corps, dès qu'il sent qu'on le carence, va tout mettre en œuvre pour reprendre du poids de façon exagérée. Il s'agit d'un mécanisme de survie. Il faut donc absolument éviter de laisser l'organisme en manque.

Il faudra au moins 15 jours à 3 semaines et parfois plus pour s'habituer à ces nouvelles quantités qui peuvent paraître au début trop importantes. Les lourdeurs digestives doivent passer au second plan, en pensant qu'il s'agit d'une chance de ne plus jamais regrossir.

2 500 calories chez les hommes

Le métabolisme de base de l'homme est globalement supérieur, de près de 600 à 700 calories par jour, à celui de la femme. Son niveau de stabilisation se situe entre 3 000 et 4 000 calories par jour. L'homme a une alimentation différente de la femme : elle est rarement restrictive, mais plutôt hypercalorique, désordonnée, ciblée sur les aliments non sucrés. Elle se fait au profit du pain, des féculents, des charcuteries, des viandes riches, des fromages et du vin.

Lorsque l'amaigrissement voulu est de plus de 10 kilos

Les niveaux à 800, 1 200 ou 1 500 calories par jour sont très efficaces mais difficiles à réaliser : ils ne doivent être pratiqués que sur des périodes assez courtes.
Il n'est pas raisonnable de débuter à moins de 1 200 calories par jour, et encore, peu de temps. Mieux vaut démarrer à 1 500 calories. Il faudra rester à ce niveau 3 semaines, car la faim se fera vite sentir et les écarts prendront une place importante.
Il faudra très vite aborder 2 000 calories par jour, pour 3 à 4 semaines. A ce stade, l'amaigrissement est de 0,7 à 1 kg par semaine. Attention, 2 000 calories pour un homme sont l'équivalent de 1 500 calories pour une femme et là aussi, chaque repas riche annule une semaine d'effort !
Après quelques semaines à 2 000 calories par jour, il est bien sûr souhaitable, comme nous l'avons vu, de redonner une accélération à l'amaigrissement en repassant à des niveaux plus bas. Mais c'est souvent difficile, car les écarts sont mal maîtrisés et une évolution vers 2 500 calories par jour est préférable : mieux vaut maigrir lentement que ne pas maigrir du tout ! Il sera temps alors de reprendre des niveaux stricts plus tard.

Lorsque l'amaigrissement voulu est d'une dizaine de kilos

Pour perdre une dizaine de kilos, il vaut bien mieux commencer par un niveau à 2 000 calories par jour qui entraîne un amaigrissement de plus de 5 à 6 kg en 4 à 5 semaines, passer à 2 500 calories par jour le deuxième mois pour perdre 3 à 4 kg supplémentaires et finir le régime en augmentant à 3 000 calories par jour et plus.

Cet effort est plus facile, donc mieux fait. Les écarts sont moins pénalisants en reprise de poids.
Si vous préférez la manière forte, il est possible de démarrer à 1 200 calories par jour et d'augmenter plus rapidement… Le seul problème est alors de décider combien de temps faire les niveaux bas, de personnaliser ainsi son amaigrissement, puis d'envisager la sortie du régime.

Amaigrissement de plus de 10 kg pour un homme.

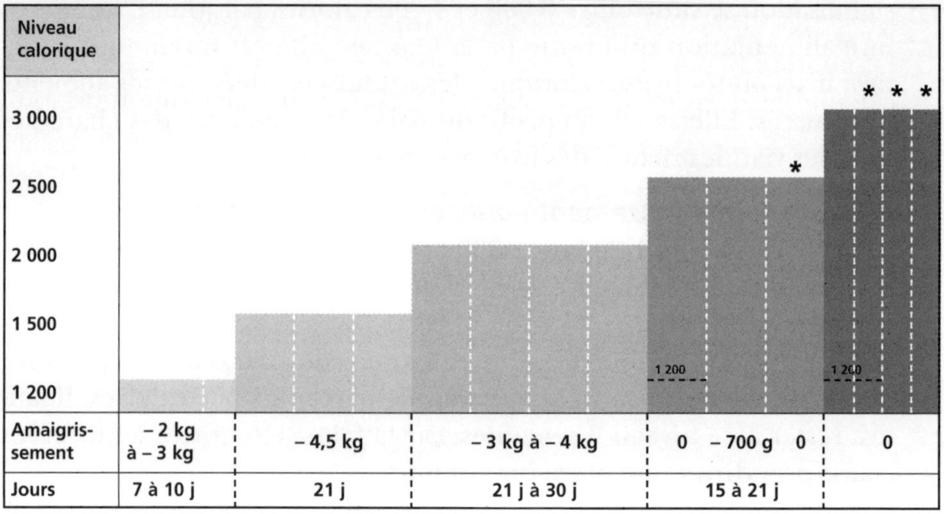

* Repas riche.

Amaigrissement de 10 kg chez un homme.

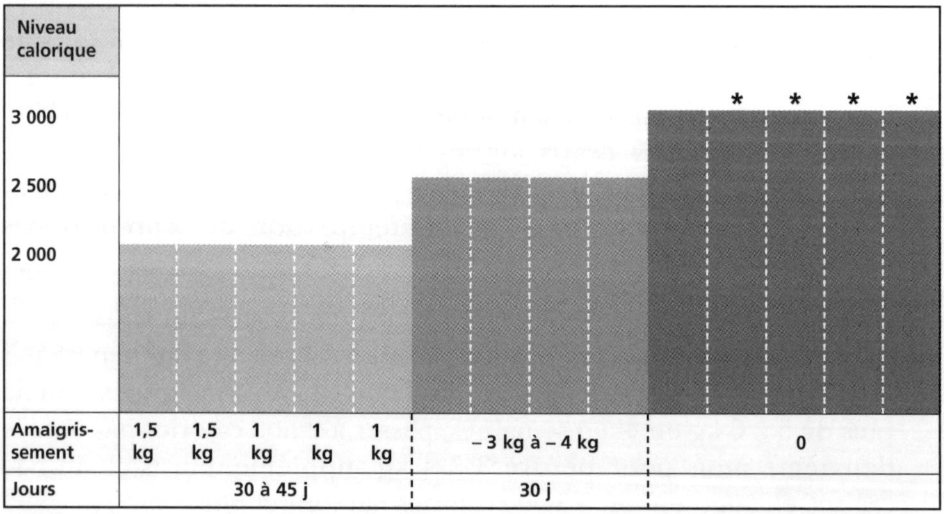

* Repas riche.

Caractéristiques

La journée alimentaire apporte :
- 120 à 150 g de protéines,
- 160 à 190 g de glucides,
- 130 à 140 g de lipides.

L'alimentation est normalement salée, sans sucres d'absorption rapide et sans boissons alcoolisées.

Cinq groupes d'aliments par repas principal

Le nombre d'aliments est gage d'équilibre alimentaire et permet sans calcul d'être assuré d'une régularité du niveau calorique d'un jour sur l'autre.

Combien de temps le réaliser ?

Il s'agit d'un niveau d'amaigrissement lent chez l'homme, qui pourra le suivre plusieurs semaines d'affilées.
Il est fréquemment le niveau de stabilisation chez la femme.
Il sera une phase d'attente, de stabilisation momentanée permettant un repas plus riche et quelques écarts chez la femme. Il est le passage obligé vers l'alimentation définitive.

Comment le réaliser efficacement ?

Les possibilités d'équivalences entre les aliments sont beaucoup plus importantes : plus de viande entraîne moins de fromage, plus de charcuteries entraîne moins de viande et tout cela dans des quantités honnêtes. Les possibilités culinaires sont plus larges, il devient possible de proposer des sauces plus riches, d'utiliser plus agréablement le beurre et la crème. L'augmentation de la fréquence des féculents facilite l'élaboration de repas rapides. Mais il faudra encore, avant la sortie définitive du régime, supprimer sucreries…
Le tableau ci-dessous résume les possibilités à 2 500 calories par jour.

Comment faire en cas de repas « perturbé » ?

Nous nous approchons de l'alimentation définitive ; 2 500 calories représentent, pour beaucoup, le niveau de stabilisation. Il est de plus en plus difficile de faire des sandwichs, chaque repas devant apporter une quantité très importante de calories.
Normalement à 2 500 calories par jour, chaque repas principal comporte les cinq groupes d'aliments suivants :

BESOINS TYPES À 2 500 CALORIES PAR JOUR

MATIN		CALORIES
✪ **Café, thé, chicorée**		
✪ **Lait** écrémé (à volonté) ou 1/2 écrémé (200 ml), sans sucre		90
✪ **6 biscottes ou pains suédois ou 2 croissants ou pain :** 80 g = 16 cm de baguette		220 à 360
✪ **Beurre :** 25 g		185
✪ **1 fruit ou le jus d'1 fruit** (150 g)		80
DÉJEUNER ET DÎNER		
✪ **Légumes**	• **1re catégorie :** 300 g	75
	• **2e catégorie :** 300 g	110
	• **3e catégorie :** féculents, 4 fois par semaine à midi : – 3 pommes de terre ou 30 frites – 6 c. à soupe de riz, pâtes, purée, légumes secs, taboulé, vermicelle ou tapioca	160 à 300
	– Pizza, quiche : une 1/2 portion (150 g)	300
	On peut mélanger les légumes de 1re catégorie entre eux et aux autres catégories, dans un même repas. On peut avoir par exemple crudités ou potage et/ou des légumes cuits. *Si féculents plus de 4 fois par semaine, pas de pain à ce repas.*	
✪ **Viandes, volailles, abats, poissons, crustacés, œufs, ou charcuterie**	• **bœuf, veau, porc, mouton :** 180 g à midi, 3 fois par semaine	270 à 540
	• **ou volaille** (2 pièces), **lapin** (2 pièces)	300
	• ou **abats** (foie, rognons) : 200 g	270
	• **ou 2 œufs ou 2 tr. de jambon blanc**	150 à 180
	• **ou poisson** non pané à volonté, 12 huîtres, 200 g de crevettes, 3 tr. de saumon fumé, thon ou crabe (1 boîte de 200 g) ou 5/6 bâtons de surimi	90 à 320
	• **ou charcuterie :** 2 fois par semaine, diminuer la viande de moitié à ce repas, à midi plutôt que le soir	
	– 2 tr. de jambon de Bayonne, 60 g	200
	– 2 saucisses de Strasbourg	140
	– 60 g de pâté, terrine, rillettes, foie gras	190 à 280
	– 6 tr. de saucisson ou chorizo, 3 tr. de salami…	150 à 300
	Assaisonnement : 1 c. à soupe d'huile (tournesol, isio 4, maïs, olive…), 25 g de beurre ou 40 g de crème fraîche à 30 %. Sel, poivre, condiments, normalement	130 à 230
✪ **Fromages**	• 60 g de **fromage** tel que gruyère, comté, roquefort…	240
	• **ou** 80 g de fromage tel que cantal, saint-nectaire, camembert, reblochon…	190
	• **ou** 90 g de chèvre	200
	• **ou yaourt :** nature, bio, bulgare, bifidus, maigre aux fruits	50 à 110
✪ **Fruit**	• 1 pomme, 1 poire, 2 mandarines, fraises… 150 g	80
✪ **Pain**	• 60 g = 12 cm de baguette = 3 tr. de pain de 500 g = 4 biscottes	100 à 165

– une viande, volaille… apportent entre 100 et 540 calories selon les jours ;
– un légume – qui sera de plus en plus fréquemment des féculents (4 fois par semaine) – apporte entre 160 et 200 calories avec 100 à 180 calories d'assaisonnement ;
– un fromage apporte entre 130 et 230 calories et les laitages 50 à 80 ;
– un fruit apporte 80 calories ;
– le pain ou équivalent apporte 100 à 160 calories.

Repas-sandwich

A partir de ce niveau calorique, il faut avoir un fruit en plus du sandwich.

A midi :

→ 140 g de pain : 28 cm de baguette ou 6 tranches de pain de mie (le pain remplace le féculent), avec, au choix :
– pâté de campagne (150 g) + cornichon ;
– mimolette (150 g) + 10 g de beurre.

→ 1 cheeseburger double avec une portion de frites et une banane. On aura reconnu le trop fameux repas préféré des Américains. Ce sandwich, aussi bourratif puisse-t-il paraître, apporte avec le fruit 770 calories, alors qu'à ce niveau d'alimentation un déjeuner doit apporter 1 000 à 1 200 calories ! Offrez-vous donc une bonne bière en plus.

Le soir :

→ On diminue le pain à 120 g (24 cm de baguette ou 5 tranches de pain de mie) – puisque normalement il n'y a pas de féculent –, avec, au choix :
– sandwich fraîcheur : 2 tomates + 2 œufs durs + 100 g de mozzarelle + salade ;
– hareng fumé (200 g) + 15 ml d'huile d'olive.

Repas professionnel ou d'invitation

→ 1 verre de Martini rouge (80 cal),
1 verre de vin à 12° (80 cal) (l'alcool remplace le fromage),
1 poignée de cacahuètes grillées (200 cal),
1 cassoulet, une portion standard (560 cal),
1 salade de fruits (3 c. à soupe),
Pain (60 g, 165 cal).

→ 1 verre de vin rouge à 12° (80 cal),
Chevreuil grand veneur, 1 portion de 150 g (300 cal),
Gratin dauphinois, 1 portion de 200 g (300 cal),

Myrtilles ou framboises, 150 g (60 cal),
Pain, 40 g (100 cal),
Armagnac, 1 verre de 40 ml (100 cal).

→ 1 verre de vin blanc à 12° (80 cal),
Salade de crevettes ou moules, 150 g (200 cal),
Magret de canard, 200 g (380 cal),
Petits pois, 6 c. à soupe, 200 g (120 cal), beurre, 20 g (150 cal),
Ananas frais, 3 tr. (150 cal),
Pain, 60 g (165 cal).

Repas à emporter

→ Paella, 350 g (560 cal),
1 yaourt maigre aux fruits ou aux fruits dès que l'objectif d'amaigrissement est terminé (110 à 150 cal),
2 mandarines ou 1 pomme ou 4 c. à soupe de compote toute prête (sans sucre), (80 cal),
Pain, 60 g (165 cal) ou 4 pains suédois (150 cal).

→ Escalope de veau, 180 g (275 cal),
Haricots verts en salade, tomates, gruyère en cube, 50 g (200 cal),
1 c. à soupe d'huile (100 cal),
Fruit : 2 prunes ou 1 kiwi,
Pain, 60 g (165 cal).

→ Salades de 3 pommes de terre, 400 g (320 cal), salade verte, tomates, 100 g les deux (20 cal), 1 c. à soupe d'huile (100 cal),
3 saucisses de Strasbourg en rondelles (230 cal), oignons cuits (30 cal),
Pas de fromage,
1/2 melon.

Choix d'un petit repas

→ Moules, 200 g (240 cal), frites, 200 g (400 cal),
Bière de table, 33 cl (105 cal) qui contient 40 calories de sucre.

→ Coq au vin, 200 g (300 cal), sauce, 1 c. à soupe (90 cal), 3 pommes de terre (320 cal),
Pain, 80 g (220 cal),
1 verre de vin de table à 11° (80 cal).

→ Pot-au-feu : viande de bœuf, 90 g (190 cal), jarret de veau, 90 g (170 cal),
Carottes, poireaux, choux, navet, 300 g (100 cal), jus de viande, 2 c. à soupe (90 cal),

Camembert, 60 g (210 cal),
Salade de fruits, 6 c. à soupe (160 cal),
Pain, 60 g (165 cal).

Vous remarquez qu'à ce niveau d'alimentation, il est difficile d'improviser un repas sur le pouce, il faut réellement manger pour ne pas créer un manque qui aura des conséquences à la suite.

Sortie en urgence d'un niveau bas de régime

Comment faire si, en commençant ou en reprenant un niveau à 1 200 calories par jour, on se rend compte au bout de quelques jours qu'on n'y arrive pas, pour cause d'invitations multiples ou alors que se produit un événement (choc affectif, voyage, période de fête...) ? Surtout, ne cherchez pas à rester sur un niveau bas d'alimentation, avec de l'irrégularité et des écarts : c'est la meilleure manière de reprendre très vite du poids. Passez immédiatement à 1 500 calories par jour, pour 7 jours. Si les écarts continuent, passez à 2 000 calories par jour.

Continuez à monter de semaine à semaine tant que les écarts, le grignotage et les repas très riches ne sont pas mieux maîtrisés, même si vous n'avez pas faim, ce qui est le cas si vous êtes stressé. Vous pouvez arriver ainsi à 2 500, voire 3 000 calories par jour en peu de temps (3 à 4 semaines), niveaux où les écarts sont sans conséquences.

Dès que vous maîtrisez les écarts et les gros repas, vous vous arrêtez au niveau atteint.

En réalisant ce type de programme, il n'y aura eu aucun amaigrissement, mais on peut compter sur une stabilisation du poids acquis. Cela n'est déjà pas si mal, pour une période qui aurait pu annuler plusieurs mois d'amaigrissement, si en vous culpabilisant vous vous mettez à manger n'importe quoi...

Restez sur un niveau de réaugmentation à 2 000... 2 500 calories une quinzaine de jours, sans trop d'écarts, avant de vous décider à reprendre un niveau strict. Testez votre motivation, avant de recommencer !

Au total, on va comprendre qu'un amaigrissement n'est pas une routine, une façon de vivre, mais un effort de plus ou moins longue durée, à réaliser d'une certaine manière.

Pour se permettre une vie sociale plus normale, on réaugmente progressivement l'alimentation des niveaux bas vers des niveaux à 2 000, 2 500 ou plus si le corps en a besoin. On pilote enfin son poids, son effort.

Organisation générale de l'amaigrissement

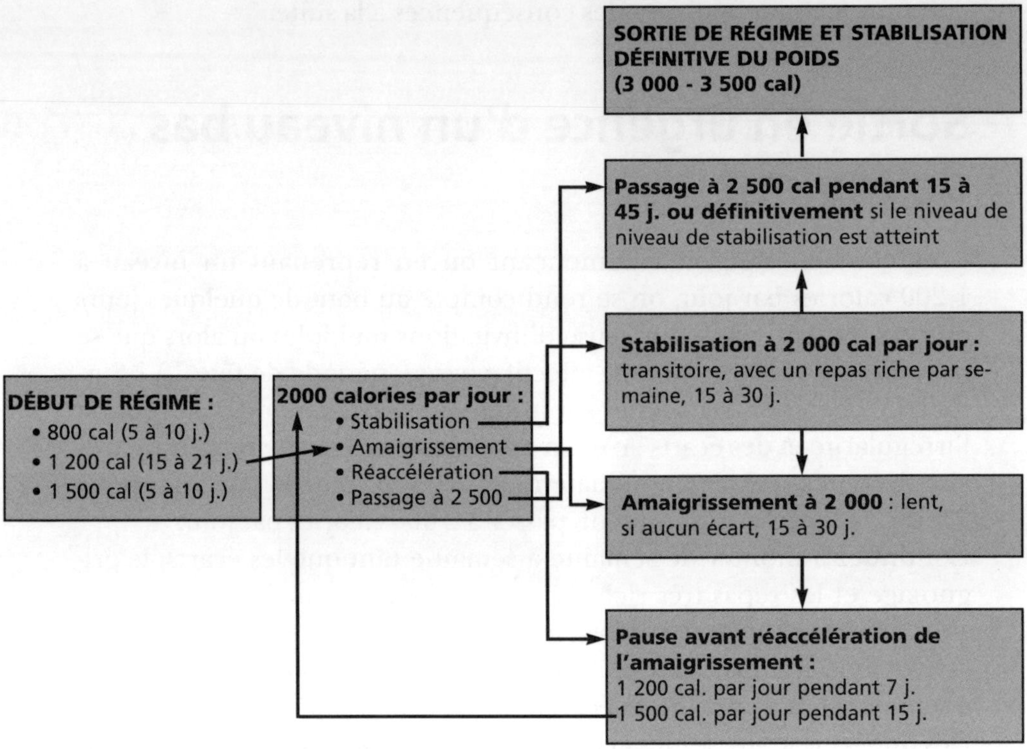

Ce qu'il ne faut pas faire :
Rester à des niveaux bas d'alimentation entre les repas riches, de peur de regrossir.
Prendre des quantités irrégulières d'un jour sur l'autre (un jour à peu près à 1 500, le suivant à 2 000…)

Ce qu'il faut faire :
Gérer l'amaigrissement en fonction de sa motivation et de sa vie sociale.
Savoir sortir plus ou moins vite du régime selon les cas.
On fera ainsi des périodes plus ou moins longues d'amaigrissement et des périodes de pause plus ou moins prolongées.

---

9. Phase de stabilisation du poids

Le but ultime est d'arriver à une alimentation suffisamment équilibrée, copieuse, diversifiée et quantifiée au cours des trois repas pour n'avoir ni faim, ni envie entre les repas. Elle doit en outre ne pas entraîner d'amaigrissement, dans les jours où elle est faite sans écart (grignotage, repas d'invitation). Le principe est de se régulariser d'un jour à l'autre, au niveau de ce dont l'organisme a réellement besoin. Il faudra donner 3 000 calories par jour à un organisme qui en métabolise 3 000. Ne pas créer de manque permet de faire des repas un peu plus riches sans risque de reprise de poids brutale.
Bien sûr, tout cela doit s'envisager sur quelques semaines, pour que vous et votre organisme aient le temps de s'y habituer et pour que vous puissiez juger de l'effet de votre effort.

L'alimentation de stabilisation demande une régularité alimentaire

Le but : pas d'amaigrissement et pas de reprise de poids en cas de repas riche. L'organisme doit recevoir ce qui lui convient, de manière à ne pas restocker inconsidérément au moindre repas riche.
Régulariser les repas, le nombre d'aliments et leurs quantités est un préambule obligatoire à une stabilisation définitive du poids : stabiliser, c'est manger au moins certaines quantités chaque jour et pas le moins possible !
Il faut s'installer à un niveau qui ne fasse plus maigrir. Même si vous pouvez vous contenter d'une alimentation moindre, il faut aller vers les volumes nécessaires : c'est la condition du succès. Au départ, il faudra donc se forcer. De nombreuses personnes disent se contenter d'un niveau à 1 500 calories ou 2 000 calories par jour, ou même moins encore, ne mangeant que ce qui leur plaît, ayant une alimentation très personnelle, en général pratique et rapide, non cuisinée et répétitive. Quelques repas plus riches dans la semaine et un grigno-

tage quotidien calment les envies passagères. Ces personnes n'ont effectivement jamais faim, mais des envies de leurs aliments de prédilection. Elles pensent donc manger à leur faim aux repas et n'ont pas l'idée de se forcer.

Pourquoi se forcer à manger plus qu'avant le régime ? On peut facilement stabiliser un poids si l'on ne dépasse pas un repas riche par semaine, à n'importe quel niveau, pendant un certain temps. Dès que les invitations se succèdent, le niveau de stabilisation à 3 000 calories par jour dans l'exemple suivant, sera le seul niveau qui ne fera pas reprendre de poids.

Niveau calorique	Amaigrissement	1 repas riche	Amaigrissement	1 repas riche	Amaigrissement	Plusieurs repas riches (Noël...)	Amaigrissement
3 000 Stabilisation	0	0	0	0	0	0 à 0,5	0
2 500	– 300 g	+ 100 g	– 300 g	+ 100 g	– 300 g	+ 1 à 2 kg	– 300 g
2 000	– 700 g	+ 500 g	– 700 g	+ 500 g	– 700 g	+ 3 kg	– 700 g
1 500	– 1 kg	+ 1 kg	– 1 kg	+ 1 kg	– 1 kg	+ 4 kg	– 1 kg
1 200	– 1,5 kg	+ 1,8 kg	– 1,5 kg	+ 1,8 kg	– 1,5 kg	+ 6 kg	– 1,5 kg

Plus l'alimentation est haute sur le plan calorique, plus le choix est facile et plus elle sera gustativement agréable.

Soyez rassurés, les bonnes habitudes alimentaires prises pendant l'amaigrissement deviennent un automatisme et n'apparaissent plus comme contraignantes.

Dans ces conditions, les repas exceptionnels et les quelques pâtisseries prises de temps à autre sont sans conséquence : tout au plus feront-ils prendre 500 g à 1 kg dans les plus mauvaises périodes de l'année, qui seront reperdus à la reprise du niveau de stabilisation suivi sans écart pendant quelques jours.

Il faudra même, en cas d'invitations multiples, toujours revenir entre celles-ci au niveau quotidien et ne jamais reprendre un niveau de régime strict... pour ne pas se réhabituer au régime ! De même, pas de repas strict avant un repas riche... S'il y a des perturbations trop fréquentes, il suffit de faire des équivalences caloriques au cours d'un repas riche.

Il faudra prendre garde aux irrégularités saisonnières. On peut rester plusieurs semaines ou plusieurs mois à manger moins que nécessaire « à table », les petits écarts comblant les envies et empêchant l'amaigrissement. Mais lorsque l'appétit revient, on passe en quelques jours à une alimentation beaucoup plus importante et la prise de poids démarre…
Ainsi on mange moins l'été : beaucoup de salades et peu de féculents, moins de fromages et plus de fruits… L'équilibre est vite rompu. La reprise de poids se fera un peu plus tard, à l'automne.

Comment procéder pour estimer son niveau de stabilisation ? On a appris à effectuer les paliers d'amaigrissement à 800, 1 200 et 1 500 calories par jour, puis à remonter les paliers progressivement jusqu'à 2 000, 2 500 calories par jour.
Selon l'ancienneté de la perturbation de l'alimentation, de la façon dont le régime a été mené, ces paliers seront plus ou moins longs à effectuer. Il peut falloir 1 à 2 semaines pour la période à 2 000 calories par jour, 2 à 5 semaines à 2 500 calories.
Le volume à ingérer et le temps imparti pour le repas sont de mieux en mieux tolérés sur le plan digestif. Il faut prendre soin de toujours bien respecter les principes, le moindre désordre retardant le succès.
Il faudra alors déterminer si sans écarts, cette alimentation est amaigrissante ou stabilisante.
A 2 500 calories par jour, la reprise de l'amaigrissement peut demander 1 mois à 1 mois et demi. 40 % des femmes peuvent encore maigrir à 2 500 calories par jour, si ce niveau est réalisé de manière satisfaisante !
Si en 1 mois à 2 500 calories par jour, il y a eu amaigrissement, il faut passer à 3 000 calories par jour.
Si en 1 mois à 2 500 calories par jour, il y a eu quatre repas riches et une stabilisation du poids, il faut également passer à 3 000 calories : si ces repas riches n'avaient pas eu lieu, il y aurait eu amaigrissement.
Pratiquement 95 % des femmes qui ont maigri à 2 500 calories par jour stabilisent leur poids à 3 000 calories par jour. Il reste 5 % de femmes qui maigrissent à 3 000 calories, et qui doivent donc passer à 3 500 calories par jour. On se donnera cependant encore plus de temps avant de passer à 3 500 calories par jour. Ce niveau de stabilisation est beaucoup plus fréquent chez les hommes.

Il faut se donner le temps d'affiner le vrai niveau de stabilisation. Si, au bout de 2 à 3 mois à 2 500 ou 3 000 calories par jour, il n'y a pas de faim entre les repas, plus d'envies de grignotage, si les repas riches n'entraînent plus de prise de poids, le niveau de stabilisation est atteint.

Il n'y a plus le coup de pompe de fin de matinée, de fatigue inexpliquée à longueur de temps, le stress de fin de journée est bien moindre lorsqu'un vrai déjeuner a été pris. La digestion sert de calmant et permet de récupérer nerveusement dans l'après-midi.

Un petit déjeuner bâclé, un déjeuner sauté ou presque entraînent un état d'excitation hypoglycémique, à l'origine d'un grignotage incontrôlé avant le dîner ; désormais, vous n'en avez plus besoin ni envie... La boucle est bouclée.

Et vous allez pouvoir manger de tout à 3 000 calories par jour. Le schéma suivant est un exemple classique, on peut bien sûr le personnaliser à loisir.

Niveau à 3 000 calories par jour

Il est difficile de réaliser le niveau à 3 000 calories par jour comme un régime à proprement parler, c'est-à-dire avec une bonne régularité, l'absence de sucreries et de repas d'invitation. Encore un peu de patience, ce n'est que lorsque le niveau de stabilisation est atteint que l'on peut rajouter ce qui manque encore cruellement : confiture, pâtisseries...

Il y a peut-être encore quelques résistances à manger suffisamment. Plus vous le ferez, et plus ce sera facile physiquement et psychiquement. N'oubliez pas que pendant des mois ou des années, certains aliments étaient tabou : pain, féculents, charcuteries, assaisonnements, pâtisseries, alcool... Il est difficile de n'avoir aucun interdit.

On arrive aux repas sans sensation de faim, les envies de grignoter sont limitées.

Caractéristiques

La journée alimentaire apporte :

- 130 à 160 g de protéines,
- 200 à 215 g de glucides,
- 140 à 160 g de lipides.

L'alimentation est normalement salée, et maintenant cuisinée avec plus de générosité.

Cinq groupes d'aliments par repas principal

On garde les principes généraux dans la majorité des repas au quotidien, de manière à ce qu'il n'y ait pas plus d'un repas perturbé par semaine. A partir de deux, la stabilisation est menacée.

Combien de temps le réaliser ?

Il peut être amaigrissant chez l'homme, rarement chez la femme. Il sera, de toutes façons, à suivre 1 à 2 mois avant de pouvoir en tirer des conclusions.

Comment le réaliser efficacement ?

Encore quelques conseils alimentaires :

• L'assaisonnement est non quantifié ou presque.

• On essaye de réaliser les repas les plus caloriques à midi. Il faut continuer à consommer les charcuteries, les viandes riches, les féculents à midi.

• Mais on peut avoir au dîner des féculents et diminuer le pain en conséquence. Les féculents représentent 160 à 200 calories ; aussi faudra-t-il ne prendre que 20 g (4 cm) de pain au lieu de 80 g (16 cm = 220 calories).

• Il faudra insister sur la diversité des différents repas de la semaine : il n'y a plus d'impératifs de restriction, aussi les repas doivent avant tout être plaisants. La philosophie consiste à faire de vrais repas où l'on prenne du plaisir à manger sans faire toujours attention à l'assaisonnement, aux quantités de sucre...

• On raisonne toujours par groupe d'aliments – cinq aliments par repas –, mais on peut avoir légume cru en entrée, légume cuit en plat principal et salade avec fromage, cela ne représente qu'un groupe d'aliments.
Vous veillerez simplement à ne pas systématiquement mélanger les légumes de 2e et de 3e catégorie... Si c'est le cas, faites des équivalences : j'augmente ceci, je diminue cela.

• Les charcuteries, viandes, fromages et yaourts sont des aliments non

sucrés pour lesquels vous pourrez réfléchir par équivalence. On peut très bien diminuer la viande et faire fromage + yaourt.
De même pour les alcools ou vins : s'ils n'ont pas été prévus au quotidien dans un schéma personnalisé et qu'ils sont réintroduits régulièrement, il faudra diminuer les viandes ou fromages des repas. S'ils sont pris de façon exceptionnelle, pas de problème, ne changez rien !

• D'une manière plus globale encore, vous essayerez de prendre une viande riche avec les légumes verts, légers sur le plan calorique, et une viande légère avec les féculents. S'il y a des charcuteries, vous choisirez une viande moins riche pour le plat principal...

Après quelques semaines à ce niveau, soit vous avez réellement l'impression d'une stabilisation de poids selon les critères déjà expliqués, soit se développent quelques sensations de faim et d'envies, le poids est facile à stabiliser malgré quelques repas riches : vous vous êtes très bien habitué à ce niveau, le grignotage a tendance à reprendre un peu entre les repas, vous allez passer à 3 500 calories par jour.

Comment faire en cas de repas « perturbé » ?

Nous sommes avec ce niveau d'alimentation en période de stabilisation du poids dans la plupart des cas. Nous avons la possibilité de réaliser des équivalences entre aliments. Comme nous le verrons plus loin, les pâtisseries et autres sucreries, les repas riches ont été progressivement ajoutés. Le problème n'est pas de manger trop, mais surtout de ne pas manger moins !
Chaque repas principal doit apporter :
– 100 à 600 calories en viandes ;
– 50 à 300 calories en fromages ou laitages ;
– 60 à 300 calories en légumes ;
– 200 à 225 calories en assaisonnement ;
– 80 calories en fruits ;
– 220 calories en pain.
Les aliments « non sucrés » représentent entre 800 et 900 calories.
Les aliments « sucrés » représentent entre 500 et 600 calories.

Repas-sandwich

Il faut prévoir un fruit en plus du sandwich.
A midi :
→ 160 g de pain : 32 cm de baguette ou 7 tranches de pain de mie, avec, au choix :

BESOINS TYPES À 3 000 CALORIES PAR JOUR

MATIN		CALORIES
✪ **Café, thé, chicorée**		
✪ **Lait** écrémé (à volonté) ou 1/2 écrémé (250 ml), sans sucre		115
✪ **6 biscottes ou pains suédois ou 2 croissants ou pain :** 80 g = 16 cm de baguette		218 à 360
✪ **Beurre :** 25 g		185
✪ **1 fruit ou le jus d'1 fruit** (150 g)		80
DÉJEUNER ET DÎNER		
✪ **Légumes**	• **1re catégorie :** 300 g	75
	• **2e catégorie :** 300 g	110
	• **3e catégorie :** féculents, 1 fois par jour à midi :	160 à 300
	– 3 pommes de terre ou 30 frites	
	– 6 c. à soupe de riz, pâtes, purée, légumes secs, taboulé, vermicelle ou tapioca	
	– Pizza, quiche… : une portion de 200 g	400
	On peut mélanger les légumes de 1re catégorie entre eux et aux autres catégories, dans un même repas. On peut avoir par exemple crudités ou potage et/ou des légumes cuits. Si féculents le soir, uniquement 20 g de pain au repas	
✪ **Viandes, volailles, abats, poissons, crustacés, œufs ou charcuterie**	• **bœuf, veau, porc, mouton :** 200 g à midi, 3 fois par semaine	300 à 600
	• **ou volaille** (2 pièces), **lapin** (2 pièces)	300
	• **ou abats** (foie, rognons) : 200 g	270
	• **ou 2 œufs ou 2 tr. de jambon blanc**	150 à 180
	• **ou poisson** non pané à volonté, 12 huîtres, 200 g de crevettes, 3 tr. de saumon fumé, thon ou crabe (1 boîte de 200 g) ou 5/6 bâtons de surimi	90 à 320
	• **ou charcuterie :** 2 fois par semaine, sans diminuer la viande à ce repas, à midi :	
	– 2 tr. de jambon de Bayonne, 60 g	200
	– 2 saucisses de Strasbourg	140
	– 70 g de pâté, terrine, rillettes, foie gras	190 à 360
	– 6 tr. de saucisson ou chorizo, 3 tr. de salami…	150 à 300
	Assaisonnement : 2 c. à soupe d'huile (tournesol, isio 4, maïs, olive…), 30 g de beurre ou 50 g de crème fraîche à 30 %. Sel, poivre, condiments, normalement	200 à 225
✪ **Fromages**	• 80 g de **fromage** tel que gruyère, comté, roquefort…	248 à 300
	• **ou** 90 g de fromage tel que cantal, saint-nectaire, camembert, reblochon…	200
	• **ou** 100 g de chèvre	200
	• **ou yaourt :** nature, bio, bulgare, bifidus, maigre aux fruits	50 à 110
✪ **Fruits**	• 1 pomme, 1 poire, 2 mandarines, fraises… 150 g	80
✪ **Pain**	• 80 g = 16 cm de baguette = 4 tr. de pain de 500 g = 6 biscottes	220

– 150 g de salami + 30 g de beurre ;
– 150 g de rôti de porc + salade + 30 g de mayonnaise.

→ 2 hot dogs.

Le soir :

→ 80 g de pain : 16 cm de baguette ou 3 tranches et demies de pain de mie (le pain ne représente que lui-même et les légumes verts), avec, au choix :
– 200 g de jambon fumé (2 bonnes tranches) + 30 g de beurre ;
– 2 saucisses froides de Toulouse + moutarde.

Repas professionnel ou d'invitation

→ 1 whisky « double » (200 cal) ou 1 whisky simple et 1 coupe de champagne à la fin,
Epaule d'agneau, 150 g (300 cal),
Gratin dauphinois, 150 g (220 cal),
Munster, 40 g (120 cal) et reblochon, 40 g (130 cal),
Clafoutis, 200 g (280 cal),
Pain, 40 g (100 cal),
2 verres de vin rouge à 12° (120 cal).
Vous remarquez que l'alcool est compensé par une diminution de la viande et que la pâtisserie entraîne une diminution du pain.

→ Salade landaise, 50 g de foie gras (230 cal),
Rôti de bœuf, 150 g (220 cal),
Pommes de terre sautées, 80 g (300 cal),
2 tr. d'ananas frais, 200 g (100 cal), mais il ne faut pas oublier qu'à ce niveau on peut avoir une pâtisserie 1 à 2 fois par semaine, alors on pourra prendre 1 baba au rhum !
60 g de pain (150 cal),
2 verres de vin à 12° (160 cal).
Le fromage est sauté pour mieux prendre du foie gras, de la viande.

→ Huîtres, 6 (55 cal),
Canard aux olives, 150 g de chair (280 cal) avec 1 c. à soupe de sauce, 10 g (75 cal),
Salade, champignons : 1 part (20 cal) et 1 c. à dessert de vinaigrette (45 cal),
Salade de fruits sans le jus, 200 g, 4 c. à soupe (160 cal) ou éclair au chocolat (226 cal),
70 g de saint-nectaire (300 cal)
Pain, 80 g (200 cal).

A ce niveau, vous convenez que l'alimentation peut être agréable !

Petit repas au restaurant

→ Petit salé aux lentilles, 200 g (600 cal) et lentilles, 200 g (200 cal),
1 orange (80 cal),
Pain, 80 g (200 cal),
2 verres de vin rouge à 11° : 160 cal.

→ Choucroute : chou et pommes de terre, 3 de 100 g (270 cal) avec un morceau de viande, 100 g (170 cal), 1 saucisse de Francfort (70 cal) et 1 tr. de mortadelle (130 cal),
1 fromage de hollande, 50 g (160 cal),
Pain, 80 g (200 cal),
1 bière de luxe, 330 ml (150 cal).

→ Côte de mouton, 200 g (450 cal), pommes de terre frites, 150 g (600 cal),
50 g de comté (160 cal),
3 verres de vin à 11° (240 cal).

Repas prêt à emporter

→ Quiche lorraine, 250 g (780 calories),
60 g de camembert (180 calories),
1 orange (80 calories),
80 g de pain (200 calories).

→ Pizza, 350 g (720 cal), contenant 30 g de râpé, 1 tr. de jambon blanc et 3 olives noires,
Beaufort, 80 g (320 cal),
Pain, 80 g (200 cal),
3 mandarines (90 cal).

→ Risotto, riz, 300 g (330 cal), crème fraîche, 100 g (300 cal), poisson : crevettes, 100 g (75 cal) et daurade, 100 g (75 cal) ou saumon, 100 g (175 cal),
70 g d'emmenthal (270 cal),
80 g de pain (200 cal).

Niveau à 3 500 calories par jour

La sensation de faim entre les repas disparaît.
Pourquoi augmenter à 3 500 calories par jour ? Pour annuler les phénomènes de compensation : à chaque fois que l'organisme est « resté en manque » précédemment, chaque repas ou aliment très riche fera regrossir très vite.

Sur les 5 % de femmes qui sont arrivées à 3 500 calories par jour, pratiquement l'ensemble va stabiliser à ce niveau. Seules les sportives à l'activité quotidienne importante pourront aller plus haut.
Si, à ce niveau, la faim a disparu entre les repas mais que les envies persistent, même si elles sont limitées, l'augmentation sera poursuivie autant que nécessaire.
Les hommes stabiliseront facilement à ce niveau, mais il faudra proposer un niveau à 4 000 calories par jour pour 20 % d'entre eux environ. Le capital musculaire de l'homme est supérieur à 30 % à celui de la femme. Dès qu'un homme a une activité physique, le niveau d'élimination quotidien augmente très vite.
Le tout est de se donner le temps d'augmenter progressivement, pour arriver au niveau réellement nécessaire. Manger revient à ce qu'il doit être : passer d'un repas à un autre sans y penser, tellement on est rassasié au niveau quantitatif et qualitatif. Et ne croyez pas qu'il s'agit uniquement d'envies psychologiques impossibles à maîtriser, vous verrez qu'à ces niveaux les envies entre les repas n'existent presque plus.

Caractéristiques

L'ensemble de la journée alimentaire apporte :
- 140 à 170 g de protéines,
- 230 à 240 g de glucides,
- 140 à 160 g de lipides.

Cinq groupes d'aliments par repas principal

Les repas comporteront cinq groupes d'aliments, avec si possible une entrée de crudités permettant de se « défouler » sur un aliment peu calorique, avant de commencer le plat principal.

Combien de temps le réaliser ?

Il s'agit, la plupart du temps, d'un schéma définitif. Il sert d'ossature à l'alimentation au long cours.

Comment le réaliser efficacement ?

Nous allons passer d'une logique de régime à une hygiène de vie, une alimentation où la cuisine reprend ses droits, où il n'y a plus d'interdits puisqu'on va pouvoir progressivement rajouter sucreries, repas riches…

BESOINS TYPES À 3 500 CALORIES PAR JOUR		
MATIN		**CALORIES**
✪ **Café, thé, chicorée**		
✪ **Lait écrémé** (à volonté) ou **1/2 écrémé** (250 ml), sans sucre		115
✪ **6 biscottes ou pains suédois ou 2 croissants ou pain :** 80 g = 16 cm de baguette		220 à 360
✪ **Beurre :** 25 g		185
✪ **1 fruit ou le jus d'1 fruit** (150 g)		80
✪ **Yaourt :** 1 non sucré		60
DÉJEUNER ET DÎNER		
✪ **Légumes**	• **1re catégorie :** 300 g	75
	• **2e catégorie :** 300 g	110
	• **3e catégorie :** féculents, 2 fois par jour, midi et soir : – 3 pommes de terre ou 30 frites – 6 c. à soupe de riz, pâtes, purée, légumes secs, taboulé, vermicelle ou tapioca	160 à 300
	– Pizza, quiche… : une portion de 200 g	400
	On peut mélanger les légumes de 1re catégorie entre eux et aux autres catégories, dans un même repas. On peut avoir par exemple crudités ou potage et/ou des légumes cuits *Si féculents le soir, uniquement 20 g de pain au repas*	
✪ **Viandes, volailles abats, poissons, crustacés, œufs ou charcuterie**	• **bœuf, veau, porc, mouton :** 200 g à midi, 3 fois par semaine	300 à 600
	• **ou volaille** (2 pièces), **lapin** (2 pièces)	300
	• **ou abats** (foie, rognons) : 200 g	270
	• **ou 2 œufs, 2 tr. de jambon blanc**	150 à 180
	• **ou poisson** non pané à volonté, 12 huîtres ou 200 g crevettes, 3 tr. de saumon fumé, thon ou crabe (1 boîte de 200 g), 5/6 bâtons de surimi	90 à 320
	• **ou charcuterie :** 2 à 3 fois par semaine, sans diminuer la viande à ce repas, midi :	
	– 2 tr. de jambon de Bayonne, 60 g	200
	– 2 saucisses de Strasbourg, 1 andouillette	140 à 240
	– 70 g de pâté, terrine, rillettes, foie gras	190 à 360
	– 6 tr. de saucisson ou chorizo, 3 tr. de salami…	150 à 300
	Assaisonnement : 3 c. à soupe d'huile (tournesol, isio 4, maïs, olive…), 35 g de beurre ou 60 g de crème fraîche à 30 %. Sel, poivre, condiments, normalement	240 à 270
✪ **Fromages**	• 90 g de **fromage** tel que gruyère, comté, roquefort…	315 à 340
	• **ou** 100 g de fromage tel que cantal, saint-nectaire, camembert, reblochon…	180 à 190
	• **ou** 110 g de chèvre	220
	• **ou yaourt :** nature, bio, bulgare, bifidus, maigre aux fruits	50 à 110
✪ **Fruits**	• 1 pomme, 1 poire, 2 mandarines, fraises… 150 g	80
✪ **Pain**	• 80 g = 16 cm de baguette = 4 tr. de pain de 500 g = 6 biscottes	220
✪ **Vin**	• 1 verre	80

Comment faire en cas de repas « perturbé » ?

De la même manière qu'à 3 000 calories par jour, à 3 500 calories, le choix est facile et les équivalences, un coup à attraper. La seule difficulté est plutôt de ne pas manger moins, au cours d'une journée débordée par exemple.

En effet, lorsqu'on s'est habitué à manger dans ces volumes, notre organisme « fonctionne à plein régime », il est habitué à éliminer beaucoup de calories par jour ; si l'on diminue un repas en quantité, on ressent aussitôt la faim de manière importante, il ne s'agira plus de petites envies !

Le repas principal représente :

– 100 à 600 calories pour les viandes ;

– 200 à 300 calories pour les légumes ;

– 50 à 340 calories pour les fromages ou les laitages ;

– 200 à 220 calories pour les assaisonnements ;

– 80 calories pour les fruits ;

– 220 calories pour le pain ;

– 80 calories pour le verre de vin.

Les aliments non sucrés représentent 900 à 1 200 calories.

Les aliments sucrés représentent 500 à 600 calories.

Repas-sandwich

Il est très difficile de faire un sandwich à ce niveau : comment manger 1 400 à 1 600 calories de pain et de pâté ou fromage ?

Il faut prévoir un fruit en plus du sandwich.

A midi :

→ 180 g de pain : 36 cm de baguette ou 3 bons petits pains ou 8 tranches de pain de mie, avec, au choix :
- – 150 g de chorizo + 30 g de beurre ;
- – 180 g de rillettes d'oie ;
- – 180 g de foie gras ;
- – 1 avocat + 1 blanc de poulet + 2 œufs durs + 30 g de mayonnaise.

Le soir :

→ 180 g de pain : 36 cm de baguette ou 3 bons petits pains ou 8 tranches de pain de mie, avec 200 g de tarama + 100 g de crevettes + salade + le jus d'1 citron.

→ 2 cheeseburgers + 100 g de frites + 50 ml de coca-cola.

Repas professionnel ou d'invitation

→ 2 verres de champagne (180 cal),
70 g de foie gras (270 cal),
Rôti de veau, 100 g (220 cal),
Pâtes fraîches, 150 g (180 cal), beurre, 10 g (75 cal),
30 g de beaufort (110 cal), 40 g de brie (120 cal),
1 boule de crème glacée (150 cal) et une salade de fruits de 5 c. à soupe (90 cal),
60 g de pain (150 cal),
3 verres de vin à 12°, 130 ml (240 cal).

A ce niveau, il suffit d'avoir en tête les aliments non sucrés à équilibrer entre eux, et les aliments sucrés de même.

Repas prêt à emporter

→ Rôti de porc, 250 g (750 cal) et pommes de terre, 350 g (300 cal) avec 2 c. à soupe d'huile (200 cal), une salade, 2 fruits : 1 pamplemousse (143 cal) et une banane, 150 g (150 cal).

→ Salade fraîche : salade (18 cal), pomme, 100 g (100 cal), poulet, 2 pièces, 350 g (400 cal), 2 œufs (150 cal), riz, 400 g (440 cal), ketchup, 100 g (124 cal).

→ Salade de pâtes (pennes rigates), 300 g (360 cal), 20 g de beurre (150 cal) poivrons rouge et vert (20 cal), maïs, 150 g (190 cal), 2 c. à soupe d'huile (200 cal), viande précoupée de poulet, 300 g (360 cal), 2 jambon blanc (180 cal).

Choix d'un petit repas au restaurant

→ Osso bucco, jarret de veau, 300 g (400 cal), riz, 450 g (500 cal), sauce, 2 c. à soupe (200 cal), 1 whisky (150 cal), 2 verres de vin (160 cal).

→ Boudin, 200 g (700 cal), purée, 400 g (350 cal), 3 verres de vin à 11° (240 cal).

→ Cassoulet : haricots blancs, 400 g (400 cal), 2 saucisses, 50 g (140 cal), confit de canard, 150 g (300 cal), porc, 100g (300 cal), 20 g de graisse d'oie (180 cal) et une bière de luxe, 33 cl (150 cal).

Repas pris le soir ou à l'extérieur

[illegible] (120 cal)
[illegible]

[illegible]

[illegible]

[illegible]

[illegible]

10. L'alimentation de stabilisation à long terme

« Les révolutions sont moins un accident des armes qu'un accident des lois… alors, si quelque peuple barbare se présente, tout cède à sa fureur, et l'Etat est régénéré par sa conquête ».
Saint-Just.

Comment allez-vous faire pour accéder à une alimentation agréable, sans conséquences au niveau du poids ? Y aboutir, c'est accepter une réorganisation alimentaire au quotidien qui permette une vie sociale faite de repas d'invitations « libérés » sans conséquences.

Vous avez acquis des réflexes qui deviennent des habitudes… Au bout de quelques mois, ces habitudes ne demandent plus d'efforts de réflexion : vous savez comment préparer un repas et les quantités à prendre ; vous avez augmenté progressivement votre alimentation et quel que soit le niveau de stabilisation atteint (2 000, 2 500, 3 000 ou 3 500 calories par jour), ce niveau doit permettre de mener une vie sociale, professionnelle, de fêtes et de voyages normale, c'est-à-dire sans risque de reprise de poids.

Il faut maintenant ajouter progressivement tout ce qui a manqué pendant le régime et qui fait le plaisir alimentaire, car il n'est pas concevable de stabiliser un poids définitivement sans trouver une façon de manger de tout, de se sentir libre de son choix sans risquer de grossir. La période d'organisation passée, on ne va plus penser à ce que l'on mange ; on se met à table sans se référer à sa faim ou à son absence de faim ; on prépare un repas que l'on sait qualitativement et quantitativement suffisant pour aller jusqu'au repas suivant sans faim et sans envies !

Si l'on a augmenté progressivement les quantités de chaque repas, on doit encore ajouter très lentement les sucreries et une vie normale d'invitation.
Cela demande 3 à 4 semaines, le temps pour que l'organisme s'y habitue.

La sortie du régime

Vous êtes à la fin du régime, votre poids idéal est atteint ou bien vous n'arrivez plus à réaliser le régime correctement, vous voulez stabiliser. Il faut savoir que quel que soit votre niveau calorique de stabilisation, le retour à la vie normale vous est ouvert. Dans le plus mauvais des cas, vous stabiliserez à 2 000 calories par jour. Nous avons vu en effet que seulement 10 % des femmes stabilisent à 2 000 calories par jour. Pour toutes les autres femmes, il ne faut pas être pressé d'augmenter au niveau supérieur. Il faudra le plus souvent attendre 4 à 5 semaines pour que l'amaigrissement se produise à ce niveau, mais parfois 2 à 3 mois pour que cela soit évident à réaliser ! N'oubliez pas que lorsqu'on réduit l'apport énergétique alimentaire d'une personne, la dépense globale d'énergie diminue, passant en quelques semaines à la valeur de la ration prescrite. De même, si on augmente la teneur énergétique alimentaire, le sujet augmente sa dépense globale.

Le niveau de stabilisation, nous l'avons vu, est celui où vous ne maigrissez plus. Vous êtes à la sortie du tunnel : à partir de ce moment-là, vous allez pouvoir rajouter tout ce qui fait l'agrément des repas sans risque de grossir. Il faut encore le faire d'une certaine manière et très progressivement pour que le corps s'y adapte.
La première semaine, on ajoute un repas riche par semaine, repas non contrôlé, au niveau qualitatif et quantitatif.
La semaine suivante, on reprend de la confiture le matin, des laitages normalement sucrés, le café ou le thé avec un ou deux sucres, un assaisonnement libre aux repas – tout en gardant un repas riche par semaine.
La troisième semaine, on s'offre une pâtisserie. On garde ce qui a été ajouté les semaines précédentes.
La quatrième semaine, on passe à deux pâtisseries par semaine…
Ainsi, vous allez arriver progressivement à l'alimentation définitive avec un assaisonnement libre, des produits sucrés normalement, un

ou deux repas plus riches et deux à trois pâtisseries par semaine. Evidemment, d'un individu à l'autre, cette progression se fera plus ou moins vite selon le niveau d'élimination de chacun. Il ne faut pas aller plus vite que ce qui est indiqué, au risque de regrossir.

Quand on est bien sûr d'avoir trouvé son niveau de stabilisation à 2 000, 2 500, 3 000 calories par jour ou plus, il faut personnaliser encore le schéma définitif.

Une vraie carte alimentaire personnelle

L'alimentation doit s'adapter aux contingences professionnelles, aux goûts et aux coutumes de chacun. On augmentera le petit déjeuner, si le déjeuner est matériellement impossible à prendre dans les quantités nécessaires. On augmentera les quantités des féculents pour diminuer le pain si on l'aime moins. On augmentera les fruits, en diminuant le pain... Un peu de vin à table, un peu moins de viande... On sait quelle quantité chaque repas doit contenir pour être suffisant à vous amener au suivant.

Chacun saura assez précisément ce qu'il peut se permettre au quotidien et la fréquence des repas plus riches, sans compromettre sa stabilisation de poids. La fréquence des repas « non contrôlés » doit être maîtrisée. S'il y a 4 à 5 repas riches par semaine, il faudra libérer 1 ou 2 de ces repas et apprendre à gérer les autres par des équivalences.

Nous arrivons alors à l'alimentation définitive qui, bien comprise, n'est plus directive puisqu'à chaque repas le goût est gratifié soit par tous les plats, soit par un ou deux aliments du repas.

N'ayant pas faim, d'un repas à l'autre on ne se précipite pas sur le début du repas à tel point qu'on ne peut finir correctement la totalité. On a appris à apprécier la quantité de chaque aliment. De même, les envies sucrées seront présentes bien sûr, mais non omniprésentes et obsessionnelles.

Quand on a la possibilité de tout manger au quotidien, on aborde les invitations avec beaucoup moins d'envies !

L'alimentation devient progressivement ce qu'elle n'aurait jamais dû cesser d'être : 70 % de nécessité physiologique et 30 % de plaisir, la règle étant que les 70 % nécessaires soient eux aussi plaisants...

La rééducation alimentaire

Le changement d'habitudes alimentaires est une décision à prendre dès le départ. L'amaigrissement passe par un changement des habitudes alimentaires, la stabilisation encore davantage. Mais beaucoup de pièges interfèrent pour retarder la réalisation du projet :

• Difficultés à faire trois vrais repas par jour

• Difficultés à prendre des aliments vers lesquels on est peu attiré depuis toujours

Les goûts ont été figés dans l'enfance. Il faut redonner l'envie d'essayer les aliments vers lesquels on est moins attiré : en choisissant des produits alléchants au moment des courses, en variant les différents produits de la même gamme (ne jamais répéter toujours les mêmes fruits ou les mêmes légumes) et en les cuisinant autrement.

• Difficultés à fixer des quantités d'un repas à l'autre d'un jour sur l'autre

Il faut pouvoir manger de la même manière tout au long de l'année, que l'on ait peu ou beaucoup de temps, que l'on ait faim ou pas, que l'on soit « stressé » ou pas… Pour cela, il faut maîtriser ses sensations de faim et d'envies, c'est-à-dire s'habituer à ressentir de nouveau des sensations de faim normales, ce qui n'est possible que si l'on mange au niveau de son métabolisme quotidien, de ce que l'on élimine par jour.

Comme on l'a vu au début, certains mangent beaucoup à table – les « gros mangeurs » ; d'autres mangent peu et irrégulièrement, au gré des envies – les « petits mangeurs ». Ces derniers ont une alimentation à table en moyenne basse sur le plan calorique, et les quelques repas riches et le grignotage ne font pas exploser le niveau calorique quotidien. En mangeant à des niveaux approchant les 1 000 ou 1 500 calories par jour « à table » (parfois moins) pendant des années, le corps s'habitue à peu manger ; ils ne ressentent jamais de très grosses faims… tout au plus des envies soit sucrées, soit salées, qu'ils s'empressent d'assouvir entre les repas. Le grignotage suffit pour les « caler » momentanément.

Cela est bien sûr contradictoire mais il faut comprendre que nos sensations de faim et d'envies sont très subjectives : moins on mange, moins on a faim !

Ces personnes vont commencer leur régime par un niveau à 1 200 calories par jour, sans de grosses difficultés, car elles sont habituées à peu manger… Si la motivation est bonne, elle peuvent tenir 1 à 2 semaines.
Elles augmenteront ensuite les quantités de chaque repas en passant à 1 500 calories par jour… A ce niveau, certains petits mangeurs ont des difficultés réelles à tout manger. Leur estomac n'est pas habitué à ce volume alimentaire. Après 2 à 3 semaines, elles vont s'y faire et de nouveau quelques sensations d'envies, puis de faim apparaissent.
Elles passeront ensuite à 2 000 calories par jour, qui est un niveau difficile à faire, car beaucoup plus copieux que ce qu'elles ont toujours connu.
Après quelques semaines à ce niveau, en reprenant un niveau à 1 200 calories par jour, les sensations de faim redeviennent tellement violentes qu'elles ont de réelles difficultés à le réaliser.
Les sensations ont changé ; c'est pourtant la même personne qui à plusieurs semaines d'intervalle réalise un 1 200 calories par jour, une fois sans aucune difficulté et une autre en souffrant d'une faim irrépressible !
Ces personnes auront donc des problèmes à s'habituer à manger plus et plus régulièrement qu'avant, mais y arriveront si elles s'accordent 2 à 3 semaines pour se forcer à augmenter les quantités de chaque repas. Leurs sensations de faim vont également changer pendant cette période. Il s'agit bien d'une rééducation alimentaire.

• Arriver à supprimer tous les produits allégés

Le beurre allégé, la vinaigrette à 40 % de matière grasse, les yaourts à 0 % de matière grasse, le jambon de Paris allégé, les fromages à 20 ou 40 % de matière grasse, etc., seront supprimés.
Ces produits sont sans goût et sans odeur. Ils ne font que nous éloigner des repas, en supprimant tout plaisir.
Ils ne résolvent pas le problème de la faim : à 1 000 calories par jour, que vous preniez des produits allégés ou normaux, vous aurez aussi faim ! Et la tendance sera à l'augmentation de ces produits allégés ou à l'abandon du régime et au grignotage entre les repas.

• Diminuer en fréquence les produits industriels

Les produits tout prêts, en barquettes, sans défauts particuliers mais sans aucun goût raffiné non plus, que l'on réchauffe au micro-ondes, ont certes l'avantage d'être prêts à l'emploi, mais présentent de nombreux inconvénients :

– Le premier est que ces produits sont présentés en portions de 350 calories ou 500 calories pour les portions individuelles sortant de la catégorie régime. Cela est insuffisant lorsqu'il s'agit de stabiliser un poids. A ce niveau, chaque repas doit apporter 1 000 à 1 500 calories. La viande et le légume doivent apporter entre 700 et 1 000 calories, sachant qu'un fromage même riche n'excédera pas 300 calories et un fruit 80 calories.

– Le deuxième est que ces produits n'utilisent que des aliments de qualité inférieure (bas morceaux de viandes, charcuteries de moindre qualité).

– Ces produits sont cuits, bourrés de conservateurs pour satisfaire à la production de masse et à leur conservation.

– Paradoxalement, le choix est insuffisant, si l'on ne mange que cela.

– Les industriels y mettent des féculents pour flatter les envies de base et trop peu de plats comprennent des légumes verts. Les féculents apportent des calories économiques, ce qui permet de diminuer les viandes qui, elles, coûtent chères.

N'oubliez pas qu'aux niveaux hauts, il faut 200 g de viandes riches et 6 cuillerées à soupe de féculents, pour avoir les quantités suffisantes.

• Organiser ses courses et sa cuisine

Nous verrons dans le chapitre consacré aux « conseils de la cuisinière » l'importance qu'il y a à organiser ses courses.

• L'alimentation qui permet de stabiliser son poids s'organise progressivement

Les niveaux de stabilisation du poids sont souvent beaucoup plus importants que ce qu'on a jamais mangé. Bien sûr, nous avons tous quelques repas très riches de temps en temps, mais cela n'a rien à voir avec des repas « complets » matin, midi et soir.

Comparons ainsi les deux types d'alimentations au long cours :

1. La première est celle que les « abonnés » aux régimes ont tendance à faire au quotidien :

Petit déjeuner	Café Rien ou 2 biscottes ou 3 ou 4 biscuits
Déjeuner	1 tranche de jambon blanc 1 tomate ou 1 salade ou 1 féculent 2 ou 3 fois par semaine 1 yaourt maigre ou tout simplement un sandwich
Goûter	Rien ou 3 ou 4 biscuits ou 1 fruit ou 1 viennoiserie ou 1 charcuterie et du pain (10 cm)
Dîner	Potage ou salade ou 1 féculent ou pizza 1 ou 2 œufs ou 1 steak Rien ou fromage ou fruit Rien ou du pain

Si l'on en fait une moyenne, cela ne représente peu sur le plan calorique ! De temps en temps, ils se motivent pour un régime où le grignotage et les repas d'invitation sont supprimés et une attention plus grande portée aux quantités à table. Mais leur alimentation reste irrégulière et leur corps est déjà habitué à peu manger : l'amaigrissement démarre très lentement… Quelques écarts ou quelques repas riches reprennent au bout de 10 à 15 jours, annulant complètement le résultat. D'année en année, malgré les efforts, leur poids oscille vers le haut, à la suite de cette alimentation faible et irrégularisée.

2. La seconde est l'alimentation qu'il faudrait avoir au quotidien. Dans cet exemple à 3 000 calories par jour, on peut personnaliser :

Petit déjeuner	Café ou thé au lait demi-écrémé 5 ou 6 biscottes ou 16 cm de baguette avec du beurre et de la confiture ou 2 croissants
Déjeuner	70 g de terrine ou des crudités Entrecôte (200 g) ou volaille (2 pièces) Pâtes ou frites 50 g de comté (on diminue le fromage pour prendre du vin) 16 cm de pain 1 verre de vin
Dîner	Potage (s'il contient un féculent, baisser le pain à 20 g) ou crudités Œufs ou poissons ou volailles… Légumes variés (verts à volonté, même équivalence entre les féculents et le pain) Yaourt aux fruits 2 mandarines 16 cm de baguette

Il s'agit du repas de tous les jours, auquel on va ajouter 2 à 3 pâtisseries et un repas complètement libre par semaine.
Plus on mange agréablement et quantitativement « à table », moins on aura envie de se précipiter sur des aliments très riches entre les repas. Dans ces conditions, les repas plus copieux sont sans conséquences sur la prise de poids. La différence entre l'alimentation de tous les jours et celle du repas d'exception est suffisamment faible pour ne pas être pénalisante.
En comparant ces deux types d'alimentation – un régime uniquement fondé sur la restriction et notre méthode –, on s'aperçoit que l'alimentation « normale » permet une stabilisation facile du poids tandis que l'alimentation « changeante » au gré des envies et des sollicitations ne permet qu'à une infime partie de la population de ne pas grossir… les maigres constitutionnels (10 %) !
Vous avez compris que le retour à une vie alimentaire et sociale normale ne peut se faire qu'après une sortie progressive et programmée des niveaux de régime. Des conseils vagues, une réaugmentation sans régularité au quotidien n'aboutiront qu'à des échecs ultérieurs.
Si l'on fait 1 mois de régime à 800, 1 200, 1 500 calories par jour, il faut compter 1 mois de réaugmentation et encore 1 mois pour sortir définitivement et sans risque du régime.
L'innovation de notre propos vient dans l'explication des pièges d'un régime, permettant ainsi un amaigrissement rapide ; mais aussi comment sortir d'un régime sans reprise de poids, sans passage boulimique et enfin comment stabiliser au long cours un poids en mangeant de tout agréablement.
Ces notions bouleversent bien sûr quelques idées reçues.

11. Quelques particularités alimentaires

L'alimentation végétarienne

Nous allons reprendre un schéma d'amaigrissement à 1 500 calories par jour et de stabilisation à 3 000 calories par jour, sur le mode végétarien.
On devient végétarien par désir de se nourrir plus sainement ou parce qu'on est peu attiré par les viandes et les volailles. Il existe plusieurs variantes de régimes végétariens :
• Le végétarisme classique : suppression des viandes et de tout produit carné, persistance du poisson, des œufs, des fromages et des laitages.
• Le végétarisme lacto-végétarien : suppression des viandes, du poisson et des œufs, persistance du fromage et des laitages.
• Le végétalisme : suppression des viandes, du poisson, des œufs, du fromage, du lait et des laitages, repas constitués de légumes frais, de légumineuses, de céréales et de fruits frais (frais, secs ou oléagineux).
• Le régime macrobiotique : alimentation de type végétalien où l'on mange essentiellement des céréales aux dépends des légumineuses.
Les deux premiers régimes peuvent avoir des bénéfices s'ils sont bien compensés par les protéines animales et végétales restantes.
Les deux derniers entraînent un risque de déficit en acides aminés essentiels, en fer, en calcium, en zinc et en vitamine B12, avec pour conséquences un retard de croissance, une fatigue, une anémie…

Besoins types à 1 500 calories par jour

Petit déjeuner

– Café, thé
– Lait 1/2 écrémé, 150 ml (70 cal)
– Cornflakes, muesli, 50 g (160 cal)
– Yaourt nature (60 cal)

Déjeuner et dîner

• Légumes

– 1re catégorie à loisir et 2e catégorie, 4 c. à soupe

– Féculents, 2 fois par semaine, dans les quantités déjà vues, en essayant de diversifier les céréales et les légumineuses

• Poisson ou équivalent

– 150 g de poisson apportent entre 120 cal et 400 calories selon le type et le mode de cuisson, ou 2 œufs (180 cal)

– Si l'on supprime les poissons et les œufs, il faudra augmenter d'autant les fromages.

• Fromages ou laitages

– Ils doivent compenser la faiblesse calorique des poissons, et l'absence des viandes (à titre d'exemple, 150 g de porc apporte 450 cal sans l'huile ou la sauce de cuisson)

– 60 g de fromages gras, supérieurs à 350 cal les 100 g (130 à 230 cal), 80 g de fromages à pâte molle, de chèvre ou de fromages frais (140 cal)

A ces niveaux bas, les régimes végétariens sont faciles à réaliser car les quantités restent faibles.

Besoins types à 3 000 calories par jour

Petit déjeuner

– Café, thé

– Lait 1/2 écrémé, 250 ml (115 cal),

– Cornflakes, muesli, 100 g (380 cal),

– Yaourt aux fruits (si stabilisation complète du poids) (150 cal), ou yaourt maigre aux fruits (si l'on a pas encore rajouté les sucreries) (110 cal).

Déjeuner et dîner

• Légumes

– 1re et 2e catégorie à loisir

– Féculents, midi tous les jours. Si féculents le soir, on ne prendra que 20 g de pain

– On pourra avoir : salade de champignons en entrée et graines de couscous, 4 c. à soupe avec pois chiche, 2 c. à soupe

Cela permet de mélanger des céréales à des légumineuses, 2 c. à soupe d'huile de tournesol.

• Poisson ou équivalent
– 200 g (de 180 à 500 cal), selon le type et le mode de cuisson du poisson, ou 170 g de saumon fumé (420 cal) ou 2 œufs (180 cal).
– Si vous supprimez les viandes, les poissons, les œufs, il faudra augmenter d'autant de calories les fromages et les laitages.

• Fromages ou laitages
– 100 à 120 g de fromages supérieurs à 350 cal les 100 g (350 à 420 cal).
– 130 à 150 g de fromages à pâte molle, de chèvre ou de fromages frais (260 à 300 cal).
Selon que l'on a pris suffisamment de poisson ou de fromage à ce repas, on associera plus ou moins un yaourt maigre aux fruits (110 cal), ou aux fruits (150 cal).
Pour ceux qui ont supprimé les viandes et les poissons, il faut rajouter 300 à 400 calories en fromages ou en laitages. Ce n'est pas évident !
Si l'on ne peut faire ce type d'équivalences à un repas, pour respecter le même niveau calorique la seule solution sera d'augmenter les aliments « sucrés » d'autant.

• Fruit : 150 g (80 cal)

• Pain : 80 g (220 cal)

Pendant la grossesse

Il est normal de prendre 9 à 12 kilos pendant la grossesse. Une alimentation « normocalorique », c'est-à-dire adaptée et personnalisée, permettra de rester dans cet objectif. Le métabolisme gravidique est plus haut de 500 calories par jour environ. Il faut donc proposer de manger à 3 000, voire 3 500 calories par jour.
Les femmes n'ayant pas préalablement de bonnes habitudes alimentaires auront des difficultés à manger dans ces volumes. Moindres quantités à table, beaucoup de grignotage entre les repas et des prises de poids phénoménales à l'arrivée.

Les problèmes digestifs

Dans les trois premiers mois, on rencontre des problèmes de nausées, de vomissements et donc de difficultés à manger. Le fœtus prend progressivement sa place en poussant les organes environnants, et en par-

ticulier le tube digestif. Il faut alors s'orienter vers trois repas et deux collations, pour diminuer le volume de chaque repas.
Plus vite l'alimentation est personnalisée en début de grossesse, mieux on pourra prévenir ou diminuer les inconvénients digestifs. L'idéal serait de manger suffisamment et correctement avant la grossesse !
Ces problèmes digestifs peuvent effectivement être graves, avec de réelles anorexies et des vomissements incoercibles. Il est important de connaître quelques notions permettant de garder l'alimentation ingérée sans vomir et un niveau calorique quotidien suffisant.
Nous proposons une alimentation digeste, adaptée aux problèmes des nausées et régurgitations acides et gastrites.

Les trois repas s'orienteront vers :
– des biscottes, céréales ou pain grillé plutôt que du pain blanc ou complet ;
– des viandes maigres, à fibres courtes, cuites sans graisses ou condiments : poisson, gibier ou volaille, jambon blanc maigre, veau... ;
– des légumes cuits, coupés, mixés, en purées, potages. Les féculents comme les pommes de terre, riz, pâtes, sont conseillés, contrairement aux céréales complètes, les frites et les légumes secs (haricots blancs, pois cassés). On évitera les légumes à goût fort et à cellulose dure : concombre, côtes de céleri, chou vert, chou de Bruxelles, haricot en grain blanc frais, navet, salsifis, tomate crue avec peau et pépins... ;
– des yaourts ou fromages à pâte cuite, plutôt que des fromages très gras et fermentés ;
– des fruits crus très mûrs, fruits au sirop ou compotes de fruits, plutôt que fruits à pépins (groseille, cassis, etc.) et à akène (fraise, etc.). Eviter les fruits acides : rhubarbe, marron, raisin, les fruits confits ou oléagineux et secs.
Plus l'intolérance alimentaire est nette, plus l'alimentation se personnalisera, allant à l'extrême vers une alimentation pour gastritique, dyspeptique, consistant en un fourre-tout d'interdictions pour augmenter le confort digestif.
Si le problème est aussi colique, il faudra faire encore un panaché : diminuer lait et laitages au profit des fromages, diminuer les fibres. On s'approche d'un régime sans résidu où les aliments contenant de la cellulose, les graisses cuites, et le lactose sont supprimés.

Les collations du matin et de l'après-midi seront prises dans la mesure où l'on n'aura pu manger l'ensemble des trois repas. C'est une

période où les hypoglycémies entre les repas sont fréquentes, il est donc logique de proposer des collations.
On peut y prendre le pain et le fromage des repas, et/ou les yaourts et fruits selon le cas.

Stabiliser ou maigrir pendant la grossesse

On peut stabiliser son poids ou maigrir pendant la grossesse : lorsque la grossesse débute normalement, et si l'on veut stabiliser son poids ou accepter 1 kg par mois, il faut une alimentation au cours de trois repas suffisante (3 000 à 3 500 calories par jour) pour éviter les habituelles envies de la femme enceinte.
Il est également tout à fait possible de faire maigrir une femme qui est trop forte, diabétique, avec un problème cardiaque ou une hypertension artérielle par exemple.
Le problème est d'importance, la motivation de la femme enceinte est forte, on va démarrer un amaigrissement avec une bonne chance d'y arriver.
On ne proposera pas les niveaux à 800 et 1 200 calories. Il vaut mieux commencer à 1 500 calories par jour pendant une quinzaine de jours – ou bien par un niveau calorique juste au-dessus du niveau habituel estimé de la patiente, si l'on sent que l'alimentation est très perturbée par un grignotage.
Toutes les erreurs alimentaires doivent être rectifiées pour que l'amaigrissement démarre.
De 1 500 calories par jour, il faudra passer 2 à 3 semaines à 2 000 calories par jour, puis à 2 500 et 3 000 calories par jour. Le niveau où la faim et les envies de sucre disparaissent est à 3 000, 3 500 calories par jour. C'est le niveau d'alimentation correspondant aux besoins des femmes enceintes, pour leur métabolisme quotidien et où le poids se stabilise.
Pendant le deuxième et le troisième trimestre de la grossesse, on voit disparaître les difficultés à manger des repas complets. Les problèmes digestifs disparaissent, la faim et les envies apparaissent.
Si l'on a réglé à cette période ses problèmes d'irrégularités et de quantités alimentaires aux repas, on doit pouvoir stabiliser son poids, ou même accepter un kilo mensuel.

Phase de la vie génitale d'une femme

Ces périodes ont pour corollaire une prise de poids fréquente. On entend dire communément qu'il est normal de prendre du poids à la puberté, avec la prise de pilule, à la ménopause…

Cette assertion est fausse : l'alimentation d'avant était supportée par l'organisme, malgré son inadaptation. La prise de poids dans ces périodes n'est que la goutte d'eau qui fait déborder le vase et la période de perturbation hormonale sert de détonateur à la prise de poids.

Le corps ne supporte plus cette alimentation perturbée. Il y a comme une résistance à l'élimination calorique. Les jours à niveau alimentaire bas, l'amaigrissement est difficile à obtenir à cause de l'irrégularité des repas ; les jours avec des repas riches, la reprise est très importante.

Une alimentation adaptée permet une stabilisation du poids.

Nous parlons bien entendu de la masse grasse, car il peut y avoir une rétention d'eau, à l'origine d'un ou deux kilos, mais il ne s'agit pas de la même chose.

Il en est de même au cours de certains traitements hormonaux à la cortisone ou encore lors de chocs affectifs : si l'alimentation était correcte sur le plan calorique et satisfaisante au niveau gustatif, elle ne servira pas de refuge.

A l'arrêt du tabac

La prise de poids est-elle obligatoire lorsqu'on arrête de fumer ? Oui, si votre organisation alimentaire est mauvaise. Avec un petit déjeuner quasiment inexistant, un déjeuner faible et déséquilibré sur le plan calorique, le fumeur arrive à résister aux compulsions de fin d'après-midi (le tabac diminue les sensations de faim et calme nerveusement).

Quand vous arrêtez de fumer, ces sensations de faim redeviennent normales et potentialisées par le manque en nicotine, mélange détonant entraînant un appétit à table renaissant et des envies difficiles à réprimer. Le fait de s'être enlevé un plaisir exagère toutes les tendances à l'extrême. Que faire ?

Avant d'arrêter, il va falloir accepter de changer progressivement certaines de ses habitudes et :
– manger réellement aux trois repas ;
– augmenter le nombre et les quantités de chaque aliment à chaque repas ;
– arriver progressivement à son niveau de stabilisation ;
– garder tout au long, une vie sociale normale puisqu'on ne cherche pas à maigrir.

Si cela est bien compris, vous pouvez arrêter de fumer, vous n'aurez pas envie de compenser ce manque par l'alimentation et vous ne grossirez pas ! Défoulez-vous sur autre chose : sport, hobbies... travail ?

Ce qu'il ne faut pas faire :
Croire que les périodes délicates de l'existence sont autant d'excuses à la prise de poids.

Ce qu'il faut faire :
S'adapter à cette nouvelle situation, en améliorant son hygiène alimentaire.
La vie habituelle supporte peut-être votre mauvaise alimentation, pas les périodes extraordinaires de la vie !
Soyons adaptatif : « A bon chat, bon rat ».

---

12. Les conseils de la cuisinière

Vous avez pris la décision de perdre quelques kilos avant les beaux jours. Vous vous êtes armé de courage et de perspectives de tristes privations, de mise à l'écart de votre famille.
Tout cela n'est pas tout à fait vrai. Vous allez apprendre à faire des courses, à vous organiser, à nourrir votre famille probablement mieux que vous ne le faisiez auparavant et vous vous apercevrez que, dans des proportions variables, tout le monde va manger la même chose.
Nous allons donc vous donner quelques idées pour vous simplifier la vie.
Vous allez le voir tout au long de ces pages, vous pourrez manger de tout, sucreries mises à part.
Lorsque vous débuterez votre régime, il sera préférable de peser pendant quelques jours vos aliments. Cela ne demandera pas longtemps et vous aurez vite le coup d'œil qui vous permettra de vous débrouiller chez vous comme au restaurant ou chez des amis. Vous verrez qu'à chaque niveau calorique correspondent des quantités précises.
Aussi souvent que possible, nous vous donnerons des équivalences en cuillères (pour les légumes, les féculents, l'huile ou les sauces) ou en centimètres de baguette pour le pain.
La table des valeurs caloriques des aliments les plus courants vous facilitera la composition de vos menus et le calcul d'équivalences possibles. Toutes les recettes que nous vous donnons sont en effet quantifiées en calories.

La pratique culinaire des aliments

Les légumes

A l'heure actuelle, on a un peu perdu l'habitude de cuisiner des légumes, alors qu'on en trouve de plus en plus facilement tout au long de l'année et qu'ils permettent une très grande variété dans les menus. Encore faut-il connaître quelques principes de cuisson permettant de garder leur saveur et leur intérêt nutritif.

La cuisson des légumes verts

Elle doit se faire à grande eau bouillante, très salée, à découvert : 1 cuillère à soupe de gros sel pour un litre d'eau. Le sel augmente le degré d'ébullition, ainsi les légumes cuisent beaucoup plus vite et ne perdent en rien leur saveur. Plus la cuisson est longue, plus les pertes en vitamines et en minéraux augmentent.

Les haricots verts cuisent en 5 min, les pois gourmands en 3 min, les asperges bien tendres en à peine 10 min, le chou-fleur en 5 min…

Aussitôt égouttés et passés sous l'eau fraîche, ils seront salés à point, garderont leur couleur sans aucun additif, et conserveront le maximum de leur valeur nutritive : vitamines, sels minéraux…

Garder les légumes un peu croquants leur donnera une meilleure présentation et les rendront plus faciles à utiliser dans des préparations telles que les salades, où ils ne s'écraseront pas. Passés au beurre pour la famille, ils seront plus appétissants.

La cuisson à la vapeur est également possible, mais elle est moins rapide. Elle est parfaite pour certains légumes tels que courgettes, concombres…

Les purées légères de légumes

Vous pouvez les servir en toutes circonstances, même dans un repas de fête. Elles sont très peu caloriques. Cette préparation pourra être faite avec choux-fleurs, brocolis, céleris raves, carottes, champignons… Vous verrez que votre imagination vous apportera vite beaucoup d'autres idées.

Les légumes seront préalablement cuits à l'eau, un petit peu plus longuement que pour les manger tels quels.

Bien égouttés, ils seront mixés et additionnés de 100 g de fromage blanc à 0 % de matière grasse pour 1 kg de légumes, ce qui ne vous apportera que 48 calories supplémentaires pour un grand plat.

Les légumes cuisinés

Lorsque vous préparez une piperade ou une ratatouille qui vous demande beaucoup de temps d'épluchage des légumes et une cuisson longue, pourquoi ne pas prélever sur votre préparation deux ou trois petites boîtes que vous mettrez au congélateur et qui vous permettront un dépannage lorsque vous manquerez de temps ?

En 1 minute de micro-onde, vous aurez un plat de légumes chaud et

sympathique. Vous pourrez aussi profiter, l'hiver, des bonnes tomates de l'été.
Certains légumes de 3e catégorie comme les haricots blancs peuvent également être congelés tout cuisinés, par petites portions.

Les salades

Lorsque vous rangez votre marché, triez vite vos salades bien fraîches. Lavez-les et coupez-les en morceaux. Essorez-les bien et conservez-les 2 à 3 jours dans votre réfrigérateur dans une boîte hermétique, prêtes à être utilisées.
La grande distribution propose des petits poches de salades très variées – laitue, scarole, frisée, cresson, mesclun, batavia, mâche nantaise (qu'il est presque impossible de trouver autrement et très longue à laver)… Elles seont fort utiles le soir ; lorsque la famille mangera des pâtes auxquelles vous n'avez pas droit, vous aurez toujours un légume disponible vous permettant de rester dans l'équilibre de votre régime.

Les viandes

Essayez de choisir des morceaux ayant le moins de graisse possible :
– pour le bœuf, demandez l'aiguillette, l'araignée, la bavette, le rôti, l'onglet et le faux-filet ;
– pour le veau, l'épaule, l'escalope, le filet et la noix ;
– pour le porc, l'épaule et le filet.
Le foie et les abats font partie des viandes à 150 calories les 100 g, ce qui est peu : pensez-y !
Ayez toujours dans votre réfrigérateur du jambon blanc qui vous permettra un dépannage si vous êtes en phase très stricte et si la famille a à son programme une viande en sauce très calorique. De plus, il vous sera toujours utile pour préparer en hâte un petit repas à emporter sur les lieux du travail et dans le plus mauvais des cas un sandwich.

Les poissons

Ne vous en privez pas. Ils sont pour la plupart beaucoup moins caloriques que les viandes : 90 cal pour 100 g pour le merlan, 78 cal pour la limande ou la sole, 74 cal pour les coquilles Saint Jacques, 61 cal pour le poulpe… alors que la viande la moins calorique, le cheval atteint 100 cal pour 100 g. Il ne faut cependant pas négliger certains poissons plus gras comme le saumon fumé (150 cal les 100 g), le thon au naturel (120 cal les 100 g), le hareng fumé (200 cal les 100 g) parce qu'on n'en mange pas de très grandes quantités et ils constituent un dépan-

nage intéressant du fait de leur relativement longue conservation. Ils peuvent aussi rentrer dans la composition d'un sandwich.
Les poissons se prêtent à de multiples préparations, des salades jusqu'aux plats les plus sophistiqués servis dans des repas d'invitation.
Le poisson s'accommode aussi de peu de cuisine. Il peut simplement être cuit à la vapeur ou très rapidement au four à micro-ondes, accompagné seulement d'un jus de citron.
Il ne faut pas oublier que même les poissons de mer doivent être salés, pour être mis au mieux de leur valeur.

Les fromages

Ils sont très nombreux en France et vous permettent de varier presque à l'infini. Dans nos menus, nous vous en donnons toujours des différents pour vous rappeler leurs variétés.
Vous pourrez tous les manger en quantités plus ou moins importantes selon leur qualité. Nous avons vu que les fromages les plus gras ne sont pas toujours ceux que vous pensez ; le camembert contient 50 % d'eau, ce qui le rend à poids égal beaucoup moins calorique que le gruyère.
Ne vous privez pas d'utiliser les fromages conditionnés en portions que vous pourrez facilement apporter dans un petit repas au bureau. Vous n'en serez pas les seuls consommateurs, les enfants en raffolent.
N'oubliez pas non plus toute la gamme des fromages blancs qui sont aussi conditionnés en pots individuels de 100 g, de 0 à 40 % de matière grasse et qui sont très pratiques à des niveaux caloriques bas ; on peut y mélanger un fruit.
Les yaourts offrent également une très grande variété. Vous éviterez seulement ceux qui sont sucrés, aux fruits, au chocolat ou les flans. Les yaourts sucrés à l'aspartam et aux fruits peuvent être intégrés au régime à partir de 1 200 calories par jour.

Les fruits

Vous pouvez manger de tous, mais en quantité variable. Certains sont très peu caloriques, tels les framboises (40 cal pour 100 g), les fraises (36 cal. pour 100 g), d'autres beaucoup plus comme les raisins (70 cal pour 100 g) et les cerises (77 cal pour 100 g). Ils pourront être consommés nature, bien sûr, mais aussi cuits, en mousse, en compotes... Méfiez-vous des fruits secs. Ils sont extrêmement caloriques : 280 cal les 100 g, pour les raisins secs.

Attention aux salades de fruits des restaurants : elles sont toujours sucrées. Les fruits en boîte sont également très sucrés.
Les fruits se prêtent à de multiples préparations qui permettent de varier les desserts, en particulier les sorbets, les mousses de fruits et les coulis de fruits :

• **Les sorbets, pour 4 personnes :**
  1/2 litre de pulpe ou jus de fruit
  10 g d'aspartam
  1 blanc d'œuf battu
  1 feuille de gélatine
• **Les mousses de fruits, pour 4 personnes :**
  400 g de pulpe fruits (melons, framboises, fraises...)
  100 g de fromage blanc 0 %
  1 feuille de gélatine
  8 g d'aspartam
• **Les coulis de fruits** peuvent accompagner de nombreux desserts : crêpes, salades de fruits, sorbets..., **pour 4 personnes :**
  300 g de pulpe ou jus de fruit
  10 g d'aspartam
  1 feuille de gélatine, s'il s'agit de jus et non de pulpe (oranges, mandarines...)

Les édulcorants de synthèse, les « faux sucres »

Ils peuvent être très largement utilisés, pour ceux qui sont très friands de saveurs sucrées. Ils ont maintenant un goût très satisfaisant qui n'a rien à voir avec la vieille saccharine qui est un bien mauvais souvenir de guerre ; elle n'est plus utilisée.
Pour simplifier la cuisine, nous les diviserons en deux groupes :
• Ceux qui ne supportent pas des températures élevées comme les aspartam, qui sont les plus communément utilisés. On les trouve partout, en poudre ou en comprimés. Ils ont bon goût mais perdent la quasi-totalité de leur pouvoir édulcorant à la cuisson. Ce sont eux qui rentrent dans la composition des produits *light* : boissons, chocolats...
• Ceux qui résistent à la chaleur, beaucoup moins connus, les cyclamates. Ils supportent l'ébullition et permettent de faire des desserts cuits. Ils existent sous deux formes : comprimés et liquide. On les trouve en pharmacie. Dans nos recettes, nous utiliserons la forme liquide, beaucoup plus maniable.
On peut également utiliser le fructose. Ce produit naturel a un pouvoir sucrant beaucoup plus faible que les édulcorants de synthèse, et il est plus calorique.

Les boissons

Sachez que vous pouvez boire du café ou du thé sans restriction, mais sans sucre : en utilisant, au besoin, les édulcorants de synthèse.

Le thé glacé constitue une boisson très rafraîchissante pour l'été. Mettez donc au réfrigérateur le reste de votre thé du matin pour le boire dans la journée.

Les boissons du commerce sont très riches en sucre, donc très caloriques et à éviter à tout prix. Les jus de fruits : orange, ananas… contiennent 100 à 130 g de sucre par litre.

Certaines boissons offrent une version *light,* sans sucre : schweppes, coca-cola, orangina…

Vous pouvez en revanche consommer des boissons telles que Perrier zeste…

L'alcool est calorique : un verre de vin apporte 80 cal. Il faudra donc l'éviter en phase stricte. Si vous ne pouvez y résister lors d'un repas exceptionnel, vous diminuerez d'autant de calories viande et fromage.

Dans les recettes, lorsque nous parlons de vin blanc, il s'agit toujours de vin blanc non sucré, de champagne brut.

A l'apéritif, vous pouvez prendre sans risque un jus de tomates, il ne vous apportera que 50 calories !

Un dernier conseil, lisez toujours avec beaucoup de soin la composition des produits dits *light.* Ils ne sont pas toujours aussi légers que l'on voudrait bien le croire. Le chocolat « sans sucre » ne contient pas de sucre, mais bien d'autres choses, comme davantage de graisses. Cela n'enlève que 20 % de calories, mais surtout beaucoup de saveur. C'est sans grand intérêt.

Les sauces

Vous verrez que même à bas niveau calorique, vous pourrez consommer des sauces. A très bas niveau, vous pourrez cuisiner des coulis de légumes : coulis de tomates, de poivrons, d'asperges vertes.

Pour préparer des coulis de légumes – asperges, poivrons –, il vous suffira de cuire les légumes à l'eau ou à la vapeur pour les asperges, au four pour les poivrons, de les mixer et de les additionner de fromage blanc à 0 % pour les rendre plus onctueux. S'ils sont trop épais, vous rajouterez un peu d'eau tout en mixant, puis du sel et du poivre selon le goût. Le coulis de tomates se fait avec des tomates bien mûres, crues, pelées et épépinées. La chair des tomates sera mixée

avec un peu de jus de citron, puis du sel et du poivre.
Ces coulis peuvent accompagner des plats très variés tels que terrines de poisson, poissons pochés, œufs, crustacés…
Puis, au fur et à mesure que votre « budget calories » sera plus important, vous pourrez les enrichir en viandes (sauce bolognaise) ou en beurre pour des coulis plus élaborés.
Les coulis de crustacés vous permettent d'accompagner vos poissons sans un gros apport calorique. Enfin, vous accédez aux sauces au vin, au beurre… Vous verrez que les possibilités de rendre la cuisine agréable sont multiples.

La vinaigrette

L'huile est lourde en calories : 100 calories pour 1 c. à soupe. Plusieurs solutions existent pour limiter les dégâts et utiliser largement les salades, si agréables en été. La vinaigrette allégée du commerce compte environ 50 calories par cuillère à soupe. Mais pourquoi ne pas faire vous-même une vinaigrette allégée ? Cela vous permettra d'utiliser les vinaigres parfumés : aux framboises, aux noix, à l'estragon…
Vous pourrez aussi utiliser les huiles plus variées : huiles sans goût, mais aussi huile d'olive, de noix ou de noisettes, qui parfument délicieusement vos salades. Elles sont toutes équivalentes en valeur calorique.
La cuisinière vous propose la formule suivante :

2 cuillères à soupe d'huile
1 cuillère à soupe de vinaigre
1 cuillère à soupe d'eau
Sel, poivre

Vous arriverez à 50 calories par cuillère à soupe et selon votre goût, vous pourrez ajouter moutardes variées, herbes… En donnant plus de goût à vos salades, vous vous sentirez moins obligé d'en mettre trop!

La mayonnaise

C'est une sauce à haut niveau calorique que vous ne pouvez pas vous permettre en tout début de régime.

1 cuillère à café = 5 g = 36 cal
1 cuillère à dessert = 10 g = 72 cal
1 cuillère à soupe = 15 g = 108 cal

Si vous êtes un inconditionnel de la mayonnaise, vous pouvez en préparer de temps en temps avec de l'huile de paraffine, qui réduit considérablement son niveau calorique. Mais vous obtiendrez une sauce

lourde ; pour la rendre plus sympathique, ajoutez-y, une fois terminée, un blanc d'œuf monté en neige. Elle aura un tout autre aspect, avec peu de calories en plus. N'oubliez pas d'y ajouter du jus de citron.
La mayonnaise peut également être allongée d'une quantité égale d'eau. Vous obtiendrez une sauce liquide plus légère. L'eau peut être remplacée par du jus d'orange. C'est meilleur, mais plus calorique !

Les fonds de sauce

Ils seront la base de toutes vos sauces raffinées « comme au restaurant ». Ce sont des préparations un peu longues à réaliser, mais qui peuvent être faites un jour où vous avez du temps et congelées ensuite en petites boîtes. Ces fonds serviront ensuite de base pour des sauces fines qui seront alors rapidement réalisées, constituant ainsi les « réserves du chef ». Ils auront l'avantage de vous permettre de préparer rapidement des sauces peu caloriques, parce qu'ils ne comportent absolument pas de gras.
Vous remarquerez que ces fonds ne comportent jamais de sel. Ce n'est pas un oubli. Les fonds de sauce seront en effet utilisés concentrés, et les sauces salées en fin de préparation, pour éviter les mauvaises surprises.
Il faut peut-être un peu de courage pour se lancer, mais si vous vous investissez dans la cuisine, vous serez étonné des résultats.
Le commerce offre des fonds déshydratés tout préparés, mais ils sont infiniment moins bons que ceux que vous pouvez réaliser vous-même. Bien sûr, ils ne seront pas nécessaires dans de nombreuses recettes proposées, mais vous verrez qu'en vous permettant de réaliser des sauces savoureuses, ils vous faciliteront grandement vos invitations « régime » !
Nous vous présentons les deux recettes principales, le fond de volaille et le fumet de poisson. Les deux autres, le fond de veau et le coulis de crustacés, peuvent être trouvés dans le commerce.

Fond de volaille

Pour 2 litres de bouillon

3 kg de carcasses et ailerons de volaille (160 à 190 cal/100 g de viande)	800 cal
1 kg de carottes	400 cal
1 kg de poireaux	300 cal
1 petit chou	60 cal
1/2 kg d'oignons	150 cal
100 g d'échalotes	30 cal

1 tête d'ail	
500 g de navets	100 cal
2 tablettes de bouillon de volaille	20 cal
1 bouquet garni	
5 grains de poivre blanc	
1 clou de girofle, pas de sel	
	= 1 860 cal

On rejette 50 % (on n'utilise que le filtat), il reste donc 930 calories pour 2 litres.

Tous les légumes sont lavés et épluchés, les carottes coupées en gros tronçons, le chou en deux morceaux, les poireaux en tronçons d'environ 10 cm, les navets et les oignons coupés en deux.

Mettre tous les ingrédients à l'eau froide dans un grand pot-au-feu et faire cuire à frémissement 3 heures.

Au bout de ce temps, filtrer le bouillon. Le concentrer à feu vif jusqu'à obtention d'environ 1 litre. Le filtrer sur un linge mouillé pour éliminer le gras.

Mettre au réfrigérateur une nuit, ce qui permettra d'éliminer le peu de gras qui pourrait rester.

Répartir en boîtes de différentes tailles. Ce fond de volaille dit « fond blanc » servira de base à de nombreuses sauces, potages et préparations de viandes.

Fumet de poisson

3 kg d'arêtes et têtes de poisson :	
merlans, limandes, turbots, soles...	300 cal
1 kg de poireaux	300 cal
1 kg d'oignons	300 cal
200 g d'échalote	60 cal
1/2 litre vin blanc sec	350 cal
1 tête d'ail	
3 c. à soupe d'huile d'olive	270 cal
1 bouquet garni (persil, thym, laurier)	
15 grains de poivre noir	
	= 1 580 cal

On rejette 50 % (on n'utilise que le filtat), il reste donc 790 calories pour 2 litres.

Laver soigneusement les poireaux et les couper en tronçons d'environ 2 cm.

Eplucher les oignons et les échalotes et les hacher grossièrement.

Dans une très grande casserole, faire suer ces légumes dans l'huile d'olive pendant 5 min.

Ajouter les arêtes de poisson coupées en morceaux et les têtes débarras-

sées de leurs ouïes. Bien mélanger le tout. Mouiller avec le vin blanc.
Ajouter le poivre en grains, le bouquet garni et la tête d'ail coupée en deux et recouvrir de 3 à 4 litres d'eau.
Laisser cuire à frémissement 1 h 30.
Filtrer ensuite le bouillon obtenu en pressant bien arêtes et légumes.
Faire réduire à feu vif jusqu'à obtention d'environ 1 litre de bouillon en écumant très souvent pour éliminer toute trace de gras.
Laisser refroidir. Mettre une nuit au réfrigérateur de manière à pouvoir éliminer facilement les ultimes traces de gras.
Ce fond pourra être réparti dans des boîtes de différentes tailles et congelé. Il servira de base à de nombreuses sauces de poisson et de soupes de coquillages et crustacés.

D'autres conseils

Certains produits qui n'en ont pas l'air sont extrêmement caloriques : savez-vous que 100 g de chips pèsent 580 cal ? 50 g à l'apéritif, c'est vite mangé ! Les oléagineux que l'on retrouve à l'apéritif sont également caloriques : 612 cal les 100 g de noix de cajou. Pourquoi ne pas préparer des petits radis bien frais, des tomates cerise – on en trouve des rouges et des jaunes –, des légumes : carottes, céleris branches en bâtonnets, chou-fleur ?
Les fritures sont « coûteuses » en calories : un filet de poisson représente 75 à 90 cal cuit à la vapeur et 225 cal si vous le faites frire ; un œuf dur, 75 cal et un œuf frit 140.
D'autres aliments vous étonneront également : un avocat = 550 cal, 100 g de boudin noir = 350 cal, 100 g de chapelure = 325 cal, 100 g de moelle = 605 cal.
En revanche, flamber en cuisine n'est pas très « coûteux » en calories. En effet, tout l'alcool s'envole et il ne reste que 10 % des calories de départ. Ne vous en privez donc pas ! Cela donnera beaucoup de goût à vos plats (volailles flambées, crêpes flambées, fruits cuits flambés, soufflés...) et d'effet dans un repas de fête.

Les courses

Pour faciliter votre entreprise, la cuisinière vous conseille de programmer vos menus pour la semaine avant d'aller faire vos achats. Vous y passerez certainement une demi-heure (surtout les premières fois, après ce sera plus aisé), mais en fin de compte vous ne perdrez pas votre temps. Cela permet d'éviter d'acheter des produits inutiles qui stagnent dans le réfrigérateur avant de finir à la poubelle ! Vous ferez des économies. Et, chaque matin, vous ne vous poserez plus la question : qu'allons-nous faire pour manger ? Plus de casse-tête quotidien et l'assurance d'une semaine alimentaire bien équilibrée !

Une cuisinière bien organisée ne laissera pas traîner d'aliments dans sa cuisine. Le pain bien frais sur la table est toujours tentant et il est ensuite bien facile de l'améliorer d'un petit morceau de fromage. Un peu d'ordre évitera donc le grignotage redoutable des fins de journées.

S'il n'est pas bon de manger trop vite, il n'est pas non plus souhaitable de trop prolonger les repas ! Fatalement la tentation prendra le dessus.

Riche de ces conseils et astuces, vous pourrez démarrer le régime avec moins de difficultés.

Matériel utile

- Les *poêles antiadhésives* facilitent une cuisson sans gras.
- Un *pulvérisateur d'huile* permet d'en limiter la consommation et de graisser peu rôtis et volailles avant de les mettre au four.
- Un *gril* pour les viandes et éventuellement certains poissons.
- Un *micro-ondes* sert davantage à réchauffer qu'à faire la cuisine. Il sera utile pour chauffer le café, le thé, le lait, les potages ou les féculents.

13. Menus et recettes

Pour chaque niveau calorique, nous allons vous présenter une semaine avec des exemples de repas : six journées au quotidien et deux journées comprenant des plats plus raffinés, pour le dimanche et les « jours de fête » – pour lesquelles les recettes seront expliquées en détail.

Chaque plat est chiffré sur le plan calorique, ce qui permet de mieux se rendre compte ce que « coûte » chaque plat. Au bout de quelques jours, il sera facile d'établir soi-même ses propres menus.

Nous présentons diverses variétés de fromages de France et d'Europe.

Les différents menus sont présentés sans vin. Un verre de vin représente 80 calories, aussi suffira-t-il de diminuer une viande d'autant. Il faudra diminuer de 25 à 50 g les viandes rouges ou blanches, de 20 à 30 g les charcuteries, de 80 g les poissons ou de 30 à 40 g les fromages. Chaque menu essaye d'apporter le nombre d'aliments considéré comme idéal pour chaque niveau.

Toutes les recettes sont présentées pour quatre personnes.

Exemple de menus à 800 calories par jour

Un régime à ce niveau est très astreignant ; aussi quelques idées de cuisine simple et agréable vous rendront l'effort moins pénible, pour vous donner le goût… sans les quantités.
Toutes les recettes que nous vous proposons à ce niveau peuvent être utilisées lorsqu'on réalise d'autres niveaux. Il suffira d'augmenter les quantités et d'avoir la main plus lourde sur l'assaisonnement.

Petit déjeuner

Thé, café ou chicorée (sans sucre)	
Lait écrémé, un nuage (100 ml)	33 cal
25 g de pain = 5 à 6 cm de baguette = 2 biscottes	70 cal
+ 5 g de beurre	38 cal
ou 2 c. à soupe de céréales + 1 yaourt 0 %	88 cal
	= **121 à 141** cal

LUNDI

Déjeuner

Salade tiède choux-fleur, brocolis (100 g par pers.) + 1 c. à s. vinaigrette	110 cal
Escalope de veau citronnée (100 g)	160 cal
Haricots verts (150 g par pers.)	36 cal
Yaourt maigre	50 cal
	= **356** cal

Dîner

Filet de daurade mariné au citron et tomate (100 g filet daurade émincé, 1 c. à s. huile d'olive, 1/2 jus de citron, 1 tomate)	240 cal
1 pêche rôtie	80 cal
	= **320** cal

MARDI

Déjeuner

Pintade à la choucroute (125 g de viande	190 cal
par pers., 250 g de choux par pers. cuit)	100 cal
Salade mangue-orange (100 g de mangue, 1/2 orange)	75 cal
	= **365** cal

Dîner

Œufs pochés maraîchères (2 œufs, 1/2 tomate, 50 g mesclun, 1 c. à s. vinaigrette) 254 cal
Fraises à la menthe (150 g fraises, 1/2 citron) 50 cal
= **304** cal

MERCREDI

Déjeuner

Radis (200 g) 36 cal
Rôti de bœuf (1 tranche de 120 g) 180 cal
Epinards (300 g) 75 cal
Raisins (100 g) 70 cal
= **361** cal

Dîner

Omelette à la ciboulette (2 œufs + 10 g beurre) 225 cal
1 pomme cuite 100 cal
= **325** cal

JEUDI

Déjeuner

Concombres à l'estragon, sauce yaourt (200 g concombres, 1/2 yaourt maigre, 1/2 jus de citron, estragon) 70 cal
Lapin chasseur (80 g de chair, 100 g champignons, 1 c. à café huile) 240 cal
2 prunes 50 cal
= **360** cal

Dîner

Salade de la mer (150 g crabe, 1 tomate, 1 c. à s. vinaigrette, 25 g œufs de saumon) 250 cal
Poire pochée au gingembre 100 cal
= **350** cal

VENDREDI

Déjeuner

Crevettes (50 g)	57 cal
Lotte rôtie à l'ail, poivrons rouge grillés (150 g lotte, 300 g poivrons, 1 c. à café huile, 1 gousse ail)	250 cal
Sorbet framboise (150 g framboises, 1/2 fromage blanc 0 %)	65 cal
	= **372** cal

Dîner

Salade de haddock aux jeunes pousses d'épinards (100 g haddock, 1 c. à s. mayonnaise allongée, 150 ml lait, 100 g épinards)	246 cal
Soupe d'orange (1 orange par pers.)	70 cal
	= **316** cal

SAMEDI

Déjeuner

Salade tomate soja (1 c. à s. vinaigrette, 1 tomate, 100 g soja)	115 cal
Suprême de poulet à l'indienne (100 g filet de poulet)	210 cal
Céleri branche (150 g)	20 cal
Sorbet café	20 cal
	= **365** cal

Dîner

Salade de la mer (25 g moules décortiquées, 25 g coques décortiquées, 25 g surimi, 60 g calamars préparés, 100 g laitue, 1/2 oignon blanc, 1/2 jus citron, 1 c. à s. huile d'olive)	250 cal
Mousse abricot (1/2 fromage blanc 0%, 100 g abricot)	68 cal
	= **318** cal

DIMANCHE

Déjeuner

Tagliatelles de courgettes aux coques	90 cal
Faisan forestière	175 cal
Granité de pommes vertes	85 cal
	= **350** cal

Tagliatelles de courgettes aux coques

Temps de préparation : 1 h

500 g de coques (100 g décoquillées)	47 cal
500 g de petites courgettes	70 cal
2 c. à soupe d'huile de noix	200 cal
1 jus de citron	40 cal
	= 357 cal
	Soit **90** cal par personne

Bien laver les coques 3 fois à grande eau. Les faire éclater. Les décoquiller et filtrer le jus.
Laver les courgettes. Ne pas les peler.
A l'aide d'un couteau économe, tailler de longues lames de courgettes. Les faire cuire à la vapeur 3 min de manière à ce qu'elles restent légèrement croquantes.
Préparer la sauce en mélangeant le jus de citron, l'huile de noix et le jus de coques. Saler et poivrer selon le goût (le sel est peu ou pas nécessaire).
Dans 4 assiettes, disposer les rubans de courgettes en faisant des boucles. Y disposer les coques et arroser de sauce.
Servir tiède.

Faisan forestière

Temps de préparation : 1 h

1 poule faisane de 800 g (+ de 50 % os et déchets)	450 cal
500 g de cèpes	130 cal
1 c. à soupe d'huile de tournesol	100 cal
1 gousse d'ail	13 cal
10 brins de persil	
10 ml de sauce soja	
	= 693 cal
	Soit **175** cal par personne

Dans un plat à four, disposer le faisan. Saler. Poivrer. Arroser de la sauce soja mélangée à une quantité égale d'eau et enfourner à four préchauffé à 170 °C pendant 45 min. Le retourner et l'arroser à mi-cuisson.
Pendant ce temps, nettoyer les cèpes sans les laver et les couper en lamelles un peu épaisses. Les cuire tout doucement dans une poêle antiadhésive avec la cuillère à soupe d'huile de tournesol. Saler. Poivrer. Préparer un hachis avec l'ail et le persil.
Couper le faisan en 4. Pour limiter les calories au maximum, il est préférable de retirer la peau.
Mélanger le hachis d'ail et persil aux cèpes et servir autour du faisan.

Granité pommes vertes

Temps de préparation : 20 min

3 pommes Grany	300 cal
1 jus de citron	40 cal
2 c. à soupe d'aspartam	
60 ml d'eau	
	= 340 cal
	Soit **85** cal par personne

Laver soigneusement les pommes et les épépiner sans les peler. Les mixer avec le jus de citron et l'eau dans laquelle on aura fait dissoudre l'aspartam. Verser dans un plat peu profond et mettre au congélateur. Gratter à la fourchette toutes les 2 heures pour graniter la préparation.

Dîner

Soufflé au jambon	212 cal
Compote de pommes antillaises	95 cal
	= **307** cal

Soufflé au jambon

Temps de préparation : 45 min

100 g de jambon blanc	122 cal
4 œufs	300 cal
30 g de beurre	225 cal
250 ml de lait écrémé	80 cal
30 g de farine	120 cal
Sel, poivre, muscade	
	= 847 cal
	Soit **212** cal par personne

Hacher le jambon finement. Séparer le blanc des jaunes des œufs.
Faire une béchamel avec la farine, le beurre et le lait. Dans une casserole faire fondre le beurre, y ajouter la farine. Bien mélanger, incorporer le lait. Bien homogénéiser et faire cuire 3 min.
La sauce doit être onctueuse. Retirer du feu et ajouter les jaunes d'œufs un par un, puis sel, poivre et muscade.
Ajouter le jambon haché finement. Battre les blancs d'œuf en neige et les incorporer délicatement à la béchamel.
Beurrer le fond et les parois d'un moule à soufflé de 18 cm de diamètre. Y verser la préparation.
Enfourner à four préchauffé à 200 °C pour 30 min.
Servir sans attendre.

Compote de pommes antillaise
Temps de préparation : 45 min

3 belles pommes Golden	300 cal
1 coing de 200 g	56 cal
1/2 gousse de vanille	
10 ml de rhum	25 cal
2 c. à soupe d'aspartam	
	= 381 cal
	Soit **95** cal par personne

Eplucher et épépiner les pommes et le coing. Les couper en cubes et les mettre à compoter dans une casserole à feu doux avec un peu d'eau pendant 45 min. Lorsque la compote est cuite, laisser légèrement refroidir puis ajouter l'aspartam et le rhum. Servir tiède.

JOURNÉE DE FÊTE

Déjeuner

Salade fraîche aux crevettes	140 cal
Filets de daurade en habit de laitue	165 cal
Sorbet de fromage blanc	36 cal
	= **341** cal

Salade fraîche aux crevettes
Temps de préparation : 35 min

200 g de crevettes décortiquées	228 cal
100 g de mâche	36 cal
100 g de radis rouges	18 cal
50 g d'oignons blancs frais	17 cal
250 g de tomates	50 cal
Vinaigrette légère, 4 c. à soupe	200 cal
Ciboulette, sel, poivre	
	= 549 cal
	Soit **140** cal par personne

Laver les tomates, les essuyer, et les couper en petits cubes d'environ 1 cm. Laver et équeuter les radis, les couper en rondelles fines. Eplucher les oignons et les couper en tranches minces. Sur quatre assiettes, disposer au centre un petit dôme de mâche, répartir dessus et autour les cubes de tomate, les oignons, les radis et terminer par les crevettes. Arroser chaque assiette d'une cuillère à soupe de vinaigrette et disposer dessus un peu de ciboulette ciselée.
N.B. : Les crevettes peuvent être remplacées par d'autres crustacés en respectant l'apport calorique (langoustine, homard, etc.).

Filet de dorade en habit de laitue sur coulis de poivrons

Temps de préparation : 1 h 30

400 g de filets de daurade	360 cal
500 g de poivrons rouges	110 cal
50 g de fromage blanc à 0 %	25 cal
4 feuilles de laitue	10 cal
150 g de champignons de Paris	45 cal
50 g d'échalotes	35 cal
10 g de beurre	75 cal
4 branches de cerfeuil	
Sel, poivre	
	= 660 cal
	Soit **165** cal par personne

Hacher finement l'échalote et la faire revenir dans les 10 g de beurre dans une poêle antiadhésive. Y ajouter les champignons préalablement lavés et hachés et laisser cuire cette farce 15 min à feu très doux. Ebouillanter 1 min les quatre feuilles de laitue en veillant à ne pas les déchirer.

Couper chaque filet de daurade en deux. Garnir quatre demi-filets du quart de la farce. Les recouvrir de la deuxième moitié, saler, poivrer et emballer ces quatre « sandwichs » dans les quatre feuilles de laitue. Les faire cuire à la vapeur 10 min.

Coulis de poivrons : Faire griller au four 20 min à 180 °C les poivrons épépinés afin de pouvoir éliminer facilement la peau. Lorsqu'ils sont pelés, les couper et éliminer les graines, puis les mixer avec les 50 g de fromage blanc. Assaisonner de sel et de poivre. Napper le fond de quatre assiettes du coulis de poivron. Y disposer le filet de daurade dans sa laitue et décorer d'un brin de cerfeuil.

N.B. : Cette recette peut être exécutée avec n'importe quel poisson maigre (bar, merlan, etc.).

Sorbet au fromage blanc

200 g de fromage blanc à 0 %	96 cal
16 fraises	36 cal
Le zeste d'1/2 citron	
1 c. à soupe de jus de citron	15 cal
2 c. à café de sucaryl	
4 feuilles de menthe	
	= 147 cal
	Soit **36** cal par personne

Râper le zeste d'un demi-citron non traité. Le blanchir 1 min à l'eau bouillante, bien égoutter.
Mélanger le fromage blanc, le sucaryl, le jus de citron et le zeste.
Turbiner cette préparation jusqu'à prise de l'appareil.
Disposer sur quatre assiettes une boule de sorbet correspondant au quart de la préparation. Entourer chaque boule de quatre fraises coupées en deux, en étoile. Mettre une feuille de menthe au centre.

Dîner

Œufs brouillés à l'estragon	19`1 cal
Salade verte	50
Salade de fruits d'été	113
	= **354** cal

Œufs brouillés à l'estragon

Temps de préparation : 30 min

8 œufs	600 cal
10 g de beurre	75 cal
30 g crème fraîche	90 cal
2 c. à soupe d'estragon haché	
Sel, poivre	
	= 765 cal
	Soit **191** cal par personne

Dans un saladier, battre les œufs, saler, poivrer.
Dans une casserole à fond épais, au bain-marie, faire fondre le beurre. Y ajouter les œufs et battre au fouet jusqu'à obtention d'une crème épaisse. Ajouter alors la crème fraîche et les feuilles d'estragon finement hachées.
Cette préparation peut se servir dans les coquilles d'œufs évidées pour un dîner raffiné ou tout simplement dans une assiette.
N.B. : Les œufs brouillés peuvent également se préparer avec d'autres herbes aromatiques (persil, ciboulette, etc. ou croûtons pour des niveaux caloriques plus élevés).

Salade verte en vinaigrette **50** cal par personne

Salade de fruits d'été

Temps de préparation : 20 min

2 pêches blanches	150 cal
4 reines-claudes	280 cal
1 c. à café de sucaryl	
Le jus d'un citron	20 cal
	= 450 cal
	Soit **113** cal par personne

Ebouillanter les pêches pour leur retirer la peau. Les dénoyauter et les couper en quartiers.

Dénoyauter les prunes et les couper en huit.

Préparer un sirop avec le sucaryl et le jus de citron.

Répartir les fruits en quatre coupelles. Arroser cette salade verte et blanche avec le jus citronné.

Exemples de menus à 1 200 calories par jour

Petit déjeuner

Thé, café ou chicorée (sans sucre)	
Lait écrémé (à volonté) ou 1/2 écrémé (100 ml)	45 cal
25 g de pain = 5 à 6 cm de baguette = 2 biscottes	70 cal
+ 5 g de beurre	38 cal
ou 2 c. à soupe de céréales + 1 yaourt 0 %	88 cal
	= **133 à 153** cal

LUNDI

Déjeuner

Crottin de chavignol rôti sur sa salade (20 g fromage, 50 g frisée, 1 c. à s. vinaigrette)	140 cal
Escalope de dindonneau (100 g par pers.), 1/2 jus citron, 5 g beurre	205 cal
Mousse de laitue (125 g laitue, 1/2 blanc œuf, 10 g crème fraîche)	60 cal
Brie de Melun (25 g)	60 cal
1 pomme	80 cal
	= **545** cal

Dîner

Potage au cresson, courgettes (100 g cresson, 200 g courgettes, 100 g oignons, 200 ml bouillon, 25 g from. blanc, 1 gousse d'ail)	150 cal
Merlu poché sauce verte (120 g filet par pers., 1 c. à s. vinaigrette, 1 tomate)	160 cal
Reblochon (20 g)	62 cal
2 mandarines	65 cal
	= **437** cal

MARDI

Déjeuner

1 artichaut croque au sel (250 g)	100 cal
Foie de veau à la vénitienne (150 g foie, 200 g oignons, 1 c. à c. huile olive)	320 cal
Courgettes vapeur persillées (300 g)	40 cal
Chèvre (20 g)	40 cal
Compote d'abricots à l'amande amère (150 g)	60 cal
	= **560** cal

Dîner

Langue écarlate (100 g)	200 cal
Salade d'endives (250 g endives, 2 c. à s. vinaigrette)	140 cal
Fromage blanc aux framboises (200 g from. blanc à 10%, 100 g framboises)	160 cal
	= **500** cal

MERCREDI

Déjeuner

Petits fruits de mer (25 g crevettes, 125 g bigorneaux, 6 palourdes)	85 cal
Rôti de porc (150 g par pers.)	240 cal
Choux de Bruxelles (200 g)	64 cal
Tomme de Savoie (20 g)	65 cal
1 banane	84 cal
	= **538** cal

Dîner

Œufs pochés au saumon fumé (2 œufs, 75 g saumon fumé, 50 g laitue, 1 c. à s. vinaigrette)	330 cal
Camembert (25 g)	100 cal
3 abricots	66 cal
	= **496** cal

JEUDI

Déjeuner

Caviar d'aubergines (300 g aubergines, 1 c. à c. huile, 1 gousse ail, jus 1/2 citron)	140 cal
1 croûton pain grillé de 10 g	27 cal
Carré de veau aux joutes (100 g carré rôti)	180 cal
Joutes cuites vapeur au jus de rôti (200 g)	50 cal
Gruyère (70 g)	75 cal
Sorbet oranges (150 ml jus orange, 1/2 blanc œuf, aspartam,1/2 feuille gélatine)	80 cal
	= **552** cal

Dîner

Brochettes d'agneau (100 g épaule d'agneau, 1 tomate, 1/2 poivron)	220 cal
Champignons cocotte à l'orientale (200 g champignons, 20 g crème fraîche 15%, curry)	120 cal
Yaourt sveltesse aux fruits	60 cal
Salade pastèque (125 g)	80 cal
	= **480** cal

VENDREDI

Betteraves rouges vinaigrette (100 g betteraves rouges, 1 c. à s. vinaigrette) 90 cal
Lotte à l'américaine (250 g lotte, 150 g tomates, 10 g concentré tomate, 60 ml vin blanc, 60 g oignons, 30 g ail, 25 g from. blanc 0 %, fumet de poisson) 310 cal
Chabichou (20 g) 85 cal
Sorbet thé aux poires pochées (100 g) 75 cal
= **560** cal

Dîner

Endives gratinées au jambon (1 endive, 150 g jambon blanc, 40 g fromage râpé) 447 cal
2 nectarines 80 cal
= **527** cal

SAMEDI

Déjeuner

Crevettes sautées (75 g) 85 cal
Poulet basquaise (100 g chair de poulet, 4 tomates, 100 g oignons, 200 g poivrons, 1 c. à café huile) 310 cal
Bougon (30 g) 90 cal
Prunes pochées à la verveine (3 prunes) 80 cal
= **565** cal

Dîner

Coquille de poisson mayonnaise (50 g filet de merlan, 50 g filet de saumon, 1 langoustine, 1/2 œuf dur, 75 g macédoine de légumes, 30 g mayonnaise allégée) 390 cal
Yaourt maigre 50 cal
Salade pommes mûres (1/2 pomme de 100 g, 50 g mûres) 80 cal
= **520** cal

DIMANCHE D'AUTOMNE

Déjeuner

Crème de citrouille 84 cal
Sauté de colvert aux girolles 200 cal
Beaufort 115 cal
Poire épicée au vin flambé 132 cal
= **531** cal

Crème de citrouille
Temps de préparation : 50 min

500 g citrouille	150 cal
1 oignon de 100 g	30 cal
1 branche de céleri	10 cal
50 g de crème fraîche	144 cal
Sel, poivre	
Quelques gouttes de sucaryl	
4 brins de cerfeuil	
	= 334 cal
	Soit **85** cal par personne

Dans une grande casserole, mettre 1 l d'eau. Y ajouter la citrouille épluchée et coupée en morceaux, l'oignon haché, le céleri coupé en petits morceaux, un peu de sel, un peu de poivre. Faire cuire une 1/2 heure. Passer le tout au mixeur. Y ajouter la crème fraîche, le sucaryl, et rectifier si nécessaire l'assaisonnement de sel et de poivre. Partager la crème en quatre petits bols et mettre sur chacun un brin de cerfeuil.

Sauté de col vert aux girolles
Temps de préparation : 1 h

1 canard col vert	600 cal
400 g girolles	104 cal
10 g beurre	75 cal
Persil	
1 gousse ail	20 cal
Sel, poivre	
	= 799 cal
	Soit **200** cal par personne

Dans une poêle antiadhésive, faire rapidement sauter les girolles. Les assaisonner de l'ail et du persil haché. Réserver.
Dans la même poêle, faire colorer le col vert coupé en morceaux.
Dans une petite cocotte à fond épais, mettre les girolles sautées, les morceaux de canard doré et le vin blanc. Donner un bouillon. Flamber le vin blanc et faire cuire à feu doux 1/2 heure.
Présenter sur 4 assiettes les morceaux de col vert entourées de girolles.

Beaufort : 30 g par personne 115 cal

Poire épicée au vin flambé
Temps de préparation : 1 h

4 poires William	320 cal
500 ml de vin rouge (flambé)	100 cal

20 g de cerneaux de noix	106 cal
4 c. à café de sucaryl	
1/2 bâton de vanille	
6 grains de poivre	
2 zestes d'orange	
	= 526 cal
	Soit **132** cal personne

Peler les poires en conservant la queue. Les mettre dans une casserole avec le vin rouge, les cerneaux de noix, les épices, les zestes d'orange et le sucaryl. Porter à ébullition et flamber le vin. (Le flambage du vin entraîne la perte des 2/3 de sa valeur calorique.) Laisser cuire à petit feu 3/4 d'heure.

Retirer les poires, les disposer dans quatre coupelles.

Faire réduire de moitié le vin restant après avoir éliminé les épices en filtrant. Napper les poires de ce jus et décorer d'un peu de zeste d'orange cuit.

Dîner

Omelette soufflée	194 cal
Tomates provençales	80 cal
Cantal	108 cal
Raisin	70 cal
	= **452** cal

Omelette soufflée

Temps de préparation : 20 min

8 œufs	600 cal
20 g de beurre	150 cal
50 ml de lait 1/2 écrémé	23 cal
Sel, poivre	
	= 773 cal
	Soit **194** cal personne

Séparer les blancs des jaunes d'œufs. Battre les jaunes assaisonnés de sel et de poivre. Ajouter une pincée de sel dans les blancs et les monter en neige. Incorporer délicatement à la cuillère de bois les blancs dans les jaunes et le lait mélangés. Faire fondre les 20 g de beurre dans une poêle antiadhésive. Y mettre le mélange et faire cuire comme une omelette simple et retourner ensuite dans un plat long.

Tomates provençales

Temps de préparation : 30 min

600 g de tomates (4)	120 cal
2 c. à soupe d'huile d'olive	180 cal
2 gousses d'ail	20 cal
10 brins de persil	
Sel, poivre, quelques gouttes sucaryl	
	= 320 cal
	Soit **80** cal par personne

Couper les tomates en deux en travers. Mettre l'huile dans la poêle. Y disposer les demi-tomates côté peau dans l'huile. Mettre dessus le hachis d'ail et de persil, sel, poivre et sucaryl et faire cuire tout doucement jusqu'à ce qu'elles soit confites.

Cantal : 30 g par personne 108 cal

Raisin : 100 g par personne 70 cal

JOURNÉE DE FÊTE

Déjeuner

Poêlée de palourdes au fenouil	117 cal
Boudin blanc à la purée de choux	288 cal
Munster	85 cal
Letchis à l'eau de rose	40 cal
	= **530** cal

Poêlée de palourdes au fenouil

Temps de préparation : 30 min

4 douzaine de palourdes	256 cal
500 g de bulbes de fenouil	170 cal
4 belles branches d'aneth	
1 jus de citron	40 cal
	= 466 cal
	Soit **117** cal par personne

Dans une sauteuse, éclater les palourdes. Les décoquiller.
Eplucher le fenouil, le couper finement et le cuire à la vapeur 15 min. Mélanger le fenouil et les coquillages. Arroser du jus des palourdes filtré, additionné du jus de citron. Parsemer de l'aneth coupé finement.

Boudin blanc à la purée de choux

Temps de préparation : 45 min

4 boudins blancs de 100 g	720 cal
1 chou cru de 1 kg	280 cal
20 g beurre	150 cal
	= 1 150 cal
	Soit **288** cal par personne

Effeuiller le chou en éliminant les côtes et les feuilles extérieures très vertes. Le laver à grande eau.

Blanchir 5 min à l'eau bouillante très salée et égoutter.

Le remettre à cuire 20 min dans une nouvelle eau bien salée.

Lorsque le chou est bien cuit, le retirer et le passer sous l'eau froide pour qu'il garde sa couleur verte et bien l'égoutter.

L'écraser à la fourchette.

On laisse cuire les boudins blancs dans une poêle antiadhésive à petit feu 5 min de chaque côté.

Dans une sauteuse, faire revenir le chou dans le beurre. Le répartir en 4 assiettes et déposer le boudin blanc dessus.

Munster : 25 g par personne 85 cal

Letchis à l'eau de rose

500 g de letchis (moins de la moitié épluché)	150 cal
4 c. à soupe d'eau de rose	
2 c. à soupe d'aspartam	
Quelques pétales de rose	
	Soit **40** cal par personne

Eplucher les letchis. Préparer un petit « sirop » avec l'eau de rose et l'aspartam. Disposer les fruits en coupelle et arroser du sirop. Décorer de pétales de rose.

Dîner

Tourin à l'ail	122 cal
Salade de pissenlits aux œufs durs	255 cal
Myrtilles au yaourt	110 cal
	= **487** cal

Potage : tourin à l'ail

Temps de préparation : 30 min

400 ml bouillon volaille	200 cal
10 gousses ail	130 cal
1 c. à soupe huile	100 cal
1 jaune œuf	60 cal
1 c. à soupe de vinaigre	
Sel, poivre.	
	= 490 cal
	Soit **122** cal par personne

Dans une poêle faire cuire les gousses d'ail coupées en lamelles. Puis verser le bouillon dessus. Saler et poivrer. Laisser cuire 10 min.
Battre le jaune d'œuf avec la cuillère de vinaigre dans un petit bol. Y ajouter peu à peu du bouillon chaud et incorporer ce mélange tiède dans le potage mixé. Servir aussitôt sans faire réchauffer.

Salade de pissenlits aux œufs durs

Temps de préparation : 25 min

8 œufs	600 cal
250 g pissenlits bien blancs	120 cal
3 c. à soupe vinaigrette	300 cal
	= 1 020 cal
	Soit **255** cal par personne

Trier les pissenlits en ne gardant que les parties blanches. Bien les laver. Les assaisonner aussitôt pour que les pissenlits s'imprègnent bien de la vinaigrette.
Faire durcir les œufs en les mettant dans l'eau froide et les faire cuire 10 min à partir de l'ébullition.
Sur 4 assiettes répartir les pissenlits et déposer dessus les œufs durs coupés en quartiers en faisant une fleur. Les œufs seront meilleurs, servis encore tièdes.

Myrtilles au yaourt

4 yaourts nature	240 cal
300 g myrtilles	198 cal
2 c. à soupe aspartam	
4 petites branches d'estragon	
	= 438 cal
	Soit **110** cal par personne

Dans un saladier, incorporer l'aspartam aux yaourts puis mélanger les myrtilles. Répartir en coupelles et décorer d'une petite branche d'estragon.

Exemples de menus à 1 500 calories par jour

Petit déjeuner

Café, thé ou chicorée (sans sucre)	
Lait écrémé (à volonté) ou 1/2 écrémé (150 ml)	70 cal
40 g de pain = 8 cm de baguette = 3 biscottes	110 cal
+ 10 g de beurre	75 cal
ou 3 c. à soupe de céréales	
+ 1 yaourt maigre aux fruits	165 cal
	= **235 à 255** cal

LUNDI

Déjeuner

Salade de champignons (100 g par pers.)	
+ 1 c. à soupe vinaigrette	93 cal
Poulet rôti (200 g chair par pers.)	250 cal
Salsifis (200 g par pers.)	104 cal
Gouda (40 g par per.)	105 cal
Pomme au four (sucrée à l'édulcorant)	100 cal
Pain (20 g)	55 cal
	= **707** cal

Dîner

Filets de merlan grillés (150 g par pers.)	135 cal
Piperade (250 g tomates, 75 g	
poivron, 1 c. à c. huile, 1 gousse ail)	150 cal
Coulommiers (40 g par pers.)	120 cal
3 prunes	78 cal
Pain (20 g)	55 cal
	= **538** cal

MARDI

Déjeuner

Salade chou rouge (200 g par pers.)	102 cal
Côte de veau grillée (250 g par pers.)	270 cal
Endives braisées (1 par pers. + 25 g	
crème légère 15 %)	85 cal
Roquefort (40 g par pers.)	145 cal
Framboises (100 g par pers.)	40 cal
Pain (20 g)	55 cal
	= **697** cal

Dîner

Salade de thon au naturel, **frisée, haricots verts, tomates** (75 g thon, 1 tomate, 150 g h. verts, 100 g salade, 2 c. à s. vinaigrette — 340 cal
Fromage blanc aux groseilles (100 g par pers., fromage blanc 0 %, 100 g groseilles — 105 cal
Pain (20 g) — 55 cal
= **500** cal

MERCREDI

Déjeuner

Asperges vinaigrette (1 c. à s. vinaigrette et 200 g asperges) — 100 cal
Rôti de dindonneau (150 g par pers.) — 225 cal
Coquillettes au fromage (120 g pâtes cuites, 40 g gruyère) — 295 cal
1 kiwi — 60 cal
Pain (20 g) — 55 cal
= **735** cal

Dîner

Crêpe au jambon (1 tr. jambon, 50 g béchamel, 40 g gruyère râpé) — 460 cal
Melon (200 g) — 54 cal
Pain (20 g) — 55 cal
= **569** cal

JEUDI

Déjeuner

Fèves à la croque au sel (100 g écossées) — 90 cal
Epaule d'agneau (150 g viande maigre) — 290 cal
Flageolets (100 g cuits) — 120 cal
Fourme d'Ambert (40 g) — 130 cal
Fraises (200 g) — 72 cal
Pain (20 g) — 55 cal
= **757** cal

Dîner

Lotte rôtie à l'ail (250 g) — 200 cal
Concombre à la vapeur citronnée (300 g) — 65 cal
Brie de Meaux (40 g) — 130 cal
Ananas (200 g) — 100 cal
Pain (20 g) — 55 cal
= **550** cal

VENDREDI

Déjeuner

Salade de tomates ciboulette (2 tomates, 2 c. à s. vinaigrette)	140 cal
Saint-Pierre au four, au vin blanc (250 g)	225 cal
Riz pilaf (100 g)	110 cal
Saint-Marcellin (30 g)	100 cal
3 figues (150 g)	80 cal
Pain (20 g)	55 cal
	= **710** cal

Dîner

Langoustines sautées à l'ail et au persil (400 g dont 150 g chair, 1 gousse ail, persil)	150 cal
Gratin de fenouil (200 g fenouil, 40 g gruyère)	230 cal
Raisin (125 g)	90 cal
Pain (20 g)	55 cal
	= **525** cal

SAMEDI

Déjeuner

6 huîtres	55 cal
Cervelle d'agneau au beurre noisette (150 g cervelle, 20 g beurre)	335 cal
Lentilles en ragoût (100 g lentilles, ail, oignon)	120 cal
Port-Salut (30 g)	110 cal
2 mandarines	64 cal
Pain (20 g)	55 cal
	= **739** cal

Dîner

Soufflé au fromage (125 g)	310 cal
Laitue vinaigrette à l'estragon (100 g laitue, 1 c. à s. vinaigrette)	70 cal
Salade pommes-myrtilles (125 g pommes, 50 g myrtilles)	100 cal
Pain (20 g)	55 cal
	= **535** cal

DIMANCHE

Déjeuner sur l'herbe

Champignons à la crème	52 cal
Salade de pâtes au thon	426 cal
Fromage de Pyrénées (25 g)	90 cal
Panier de cerises	105 cal
Pain (20 g)	55 cal
	= **728** cal

Champignons à la crème

Temps de préparation : 20 min

250 g petits champignons de Paris	75 cal
200 g crème fraîche	56 cal
100 g fromage blanc 0 %	48 cal
Le jus d'un citron	30 cal
Sel, poivre	
	= 209 cal
	Soit **52** cal par personne

Enlever le pied terreux des petits champignons. Bien les laver. Les couper en lamelles. Préparer la sauce en mélangeant la crème fraîche et le fromage blanc, le jus de citron, le sel et le poivre.
Mélanger les lamelles de champignons et la sauce.

Salade de pâtes au thon

Temps de préparation : 50 min

125 g de penne rigate	450 cal
250 g thon au naturel	450 cal
4 c. à soupe vinaigrette	200 cal
1 poivron vert	50 cal
100 g petits pois	70 cal
8 olives noires	320 cal
1 branche de céleri	10 cal
100 g mâche	36 cal
2 jaunes d'œuf durs	120 cal
1 c. à soupe câpres	
	= 1 706 cal
	Soit **426** cal par personne

Faire cuire les pâtes à grande eau salée *al dente.*
Couper le thon en petits morceaux. Découper le poivron vert en petites lanières. Egoutter les petits pois. Couper le céleri branche en bâtonnets. Laver la mâche. Dans un saladier, mélanger tous les ingrédients. Assaisonner avec la vinaigrette. Ajouter les câpres. Bien mélanger. Décorer avec les 8 olives noires et les jaunes d'œuf passés à la moulinette.

Fromage des Pyrénées (25 g) 90 cal

Panier de cerises (600 g) 420 cal
Soit **105** cal par personne

Pain (20 g par personne) 55 cal

Dîner

Sardines en escabèche	243 cal
Salade de laitue	55 cal
Chaource (30 g)	90 cal
Salade d'oranges et pamplemousses	93 cal
Pain (20 g)	55 cal
	= **536** cal

Sardines en escabèche

Temps de préparation : 45 min la veille

500 g de sardines fraîches	625 cal
2 c. à soupe d'huile d'olive	180 cal
4 gros oignons	120 cal
2 gousses d'ail	20 cal
100 ml de vinaigre	25 cal
1 bouquet garni	
Sel, poivre	
	= 970 cal
	Soit **243** cal par personne

Vider les sardines. Retirer la tête et l'arête principale en ouvrant les sardines d'un seul côté. Les faire cuire sur les 2 faces dans une poêle antiadhésive. Dans la même poêle, faire revenir les oignons finement coupés en rondelles dans les 2 cuillerées à soupe d'huile d'olive.
Laisser mijoter doucement avec le bouquet garni. Ajouter l'ail finement haché. En fin de cuisson, ajouter le vinaigre. Cuire encore quelques instants pour faire évaporer l'alcool du vinaigre. Assaisonner de sel et de poivre.
Ranger les sardines dans une terrine en alternant 1 couche de poisson, une couche d'oignons (après avoir retiré le bouquet)…
Ce plat peut être préparé 3 jours à l'avance, ce qui permet de l'utiliser lors d'une journée très chargée. Et plus il a reposé, meilleur il est !

Salade de laitue

150 g de laitue	23 cal
4 c. à soupe de vinaigrette	200 cal
	= 223 cal
	Soit **55** cal par personne

Fromage : chaource (30 g) 90 cal

Salade d'oranges et pamplemousses

Temps de préparation : 20 min

3 oranges	210 cal
1 pamplemousse	140 cal
Le jus d'un citron	20 cal
Zestes, feuilles de menthe	
1 c. à café de sucaryl	
	= 370 cal
	Soit **93** cal par personne

A l'aide d'un couteau économe, prélever des lanières d'écorce d'une orange et d'environ la moitié du pamplemousse après les avoir soigneusement lavés. Couper ces zestes en fins bâtonnets. Les blanchir 2 min à l'eau bouillante. Dans une petite casserole, mélanger une cuillerée à café de sucaryl et 5 c. à soupe d'eau. Porter à ébullition, y jeter les zestes et les y maintenir jusqu'à évaporation complète du liquide. Peler oranges et pamplemousse à vif et tailler les quartiers. Disposer en 4 assiettes. Arroser avec le jus de citron. Décorer avec les zestes et quelques feuilles de menthe.

Pain (20 g par personne) 55 cal

JOURNÉE DE FÊTE

Déjeuner

Gaspacho de homard	185 cal
Filet d'agneau au gratin de légumes provençal	257 cal
Gratin de légumes	152 cal
Bavarois fraises, myrtilles	60 cal
Pain (20 g)	55 cal
	= **709** cal

Gaspacho de homard

Temps de préparation : 1 h

6 tomates	120 cal
250 g de poivrons verts	55 cal
250 g de concombres	35 cal
200 g d'oignons blancs frais	68 cal
1 gousse d'ail	10 cal

20 ml de vinaigre	5 cal
10 g d'huile olive	90 cal
20 g ketchup	20 cal
1 homard de 800 g (400 g de chair)	340 cal
Sel, poivre	
	= 743 cal
	Soit **185** cal par personne

Peler, épépiner les tomates. Epépiner le poivron. Peler le concombre. Retirer les graines. Peler les oignons blancs. Mixer ensemble les légumes en réservant 50 g de chacun, y ajouter la gousse d'ail, le vinaigre, le ketchup, l'huile, le sel et le poivre. Bien mixer pour obtenir un mélange bien homogène. Mettre au réfrigérateur.
Faire cuire le homard à l'eau bouillante, bien salée, 10 min et le laisser refroidir dans son eau de cuisson.
Décortiquer la queue, escaloper la chair.
Décortiquer les pinces en laissant la partie terminale entière. Puis la couper en 2 dans la longueur de manière à obtenir 4 demi-pinces. Bien extraire toutes les chairs du coffre.
Hacher finement les tomates, poivrons, concombres et oignons, réserver.
Répartir le gaspacho dans 4 petites assiettes creuses bien froides.
Disposer au milieu le homard, chairs et tranches de queues. Parsemer des petits légumes crus hachés et garnir de la demi-pince décortiquée.

Filets d'agneau au gratin de légumes provençal

Temps de préparation : 1 h 15

400 g de filet d'agneau (8 côtelettes)	936 cal
10 ml d'huile olive	90 cal
Thym, herbes de Provence	
Sel, poivre	
	= 1 026 cal
	Soit **257** cal par personne

Gratin de légumes

400 g tomates	80 cal
400 g courgettes	56 cal
400 g aubergines	76 cal
100 g gruyère râpé	396 cal
	= 608 cal
	Soit **152** cal par personne

Faire cuire le carré d'agneau (le filet non séparé de l'os) 30 min à four préchauffé à 190 °C.
Peler les aubergines et les couper en rondelles de 1 cm. Les faire dégorger 15 min au gros sel.

Equeuter et laver les tomates et les couper en tranches de 1 cm. Laver les courgettes sans les éplucher et les couper également en rondelles de 1 cm. Sécher les aubergines au papier absorbant. Dans un plat à four anti-adhésif de préférence, ranger les légumes en alternant tomates, courgettes et aubergines.
Saupoudrer de gruyère râpé et faire cuire 1/2 heure à four à 190 °C.
Le gratin et l'agneau peuvent cuire dans le même four sur 2 grilles différentes.
Pour servir, désosser l'agneau : séparer le filet des côtelettes, éliminer les parties grasses et tailler en 8 fines tranches.
Déposer sur assiette chaude avec une portion de gratin de légumes.

Bavarois fraises myrtilles
Temps de préparation : 30 min la veille

250 g de fraises	90 cal
125 g de myrtilles	75 cal
100g fromage blanc 0 %	48 cal
2 feuilles de gélatine	6 cal
Le jus d'1/2 citron	20 cal
Feuilles de menthe	
	= 239 cal
	Soit **60** cal par personne

Mixer les fraises, les myrtilles et l'eau. Passer au tamis. Faire fondre la gélatine gonflée dans de l'eau froide, dans le jus de citron chauffé.
Ajouter au coulis de fruits rouges remis dans le mixer.
Ajouter le fromage blanc.
Bien mixer. Ajouter l'aspartam et donner un autre tour. Répartir cette préparation en 4 petits ramequins et mettre 12 heures au réfrigérateur.
Pour servir, démouler chaque ramequin en les passant sous l'eau chaude. Mettre en assiette et décorer de feuilles de menthe.

Dîner

Papillotes de saumon au thym, **haricots verts, tomates**	281 cal
Cantal (30 g)	95 cal
Salade de fruits d'été	85 cal
Pain (20 g)	55 cal
	= **516** cal

Papillotes de saumon au thym

Temps de préparation : 40 min

400 g de filets de saumon	720 cal
2 échalotes	35 cal
2 tomates	40 cal
200 g de haricots verts	48 cal
200 g de carottes	72 cal
Le jus de 2 citrons	60 cal
4 branches de thym frais	
20 g beurre	150 cal
Sel, poivre	
	= 1 125 cal
	Soit **281** cal par personne

Couper les filets de saumon en quatre portions.
Hacher finement les 2 échalotes. Couper les tomates en petits cubes de 1 cm. Préparer, laver les haricots verts et les faire cuire croquants.
Peler, laver les carottes et les couper en bâtonnets. Les blanchir 5 min à l'eau bouillante salée.
Disposer quatre feuilles d'aluminium. Y déposer les quatre morceaux de saumon. Parsemer des échalotes hachées et répartir les tomates, les haricots verts, les bâtonnets de carotte.
Disposer 5 g de beurre par papillote et une brindille de thym effeuillé.
Arroser du jus de citron. Saler, poivrer.
Fermer hermétiquement la papillote. Cuire 1/4 d'heure à four préchauffé à 180 °C.

Fromage : cantal (30 g) 95 cal

Salade de fruits d'été

Temps de préparation : 20 min

600 g de melon	180 cal
200 g de groseilles	80 cal
200 g de framboises	80 cal
Feuilles de menthe fraîche	
	340 cal
	Soit **85 cal** par personne

A la cuillère parisienne, faire des petites boules dans le melon.
Egrener les groseilles. Mélanger les trois fruits et incorporer les feuilles de menthe. Servir très frais.

Pain (20 g) 55 cal

Exemple de menus à 2 000 calories par jour

Petit déjeuner

Café, thé ou chicorée (sans sucre)	
Lait écrémé (à volonté) ou 1/2 écrémé (150 ml)	70 cal
1 fruit ou le jus d'1 fruit (150 g)	80 cal
60 g de pain = 12 cm de baguette = 4 biscottes	150 cal
+ 20 g de beurre	150 cal
ou 4 c. à soupe de céréales	
+ yaourt maigre aux fruits	182 cal
	= **332 à 464** cal

LUNDI

Déjeuner

Céleri rémoulade (100 g céleri, 25 g mayonnaise)	225 cal
Brochettes de cœurs de canard grillées (125 g cœur par pers.)	154 cal
Frites (50 g par pers.)	200 cal
Livarot (30 g)	110 cal
Compote de prunes (4 prunes par pers.)	105 cal
Pain (40 g)	110 cal
	= **904** cal

Dîner

Œufs cocotte (2 œufs, 25 g crème 20 %)	200 cal
Jambon poêlé, salade (80 g jambon,	180 cal
100 g scarole, 2 c. à soupe vinaigrette)	125 cal
Murol (30 g)	110 cal
1 pomme râpée citronnée	110 cal
Pain (40 g)	110 cal
	= **835** cal

MARDI

Déjeuner

Saucisson (50 g)	220 cal
Sole meunière (250 g chair, 20 g beurre)	350 cal
Concombres vapeur (300 g par pers.)	40 cal
Pouligny (40 g)	80 cal
Mousse de pêches (1 pêche, 1/4 fromage blanc 0 %, 1/2 feuille gélatine)	85 cal
Pain (40 g)	110 cal
	= **885** cal

Dîner

Gratinée au fromage (100 g oignons, 10 g huile, 30 g pain, 150 ml bouillon volaille, 30 g gruyère) 360 cal
Cornet de jambon à la russe (1 tr. de jambon, 100 g macédoine, 30 g mayonnaise allégée) 318 cal
Petites clémentines pochées au « sirop » (150 g de fruits) 70 cal
Pain (10 g) 27 cal
= **775** cal

MERCREDI

Déjeuner

Sardines à l'huile (2 par pers.) 140 cal
Rognons sauce moutarde (200 g rognons, 30 g crème fraîche 30 %, 10 g moutarde) 280 cal
Riz créole (150 g) 165 cal
Appenzel (30 g) 110 cal
Fromage blanc au coulis de framboises (100 g fromage blanc 0 %, 50 g coulis framboises) 70 cal
Pain (40 g) 110 cal
= **875** cal

Dîner

Rôti de lotte au four (200 g lotte, 2 gousses ail, 5 g huile, 50 ml vin blanc, 1 tomate, 200 g fenouil, 200 g oignon par pers.) 413 cal
Edam (40 g) 132 cal
2 fruits de la passion 50 cal
Pain (40 g) 110 cal
= **705** cal

JEUDI

Déjeuner

Blanquette de veau (200 g épaule veau, 5 g huile, 30 g crème 20%, 50 g carottes, 1 jaune œuf, 50 g oignon, 1/2 jus citron, 1 échalote, 100 ml bouillon volaille, 200 g champignons de Paris) 680 cal
Valençay (30 g) 54 cal
Melon d'Espagne (200 g) 54 cal
Pain (40 g) 110 cal
= **898** cal

Dîner

Omelette à l'oignon (300 g oignons, 2 œufs, 1 c. à s. huile)	352 cal
Asperges vertes gratinées au parmesan (300 g asperges, 25 g parmesan)	170 cal
Fraises nature (150 g)	54 cal
Pain (40 g)	110 cal
	= **686** cal

VENDREDI

Déjeuner

Bulots (250 g par pers., 100 g chair)	135 cal
Sandre au four (150 g poisson, 5 g huile)	213 cal
Pomme vapeur beurrées, persillées (150 g pomme de terre, 10 g beurre)	201 cal
Comté (40 g)	160 cal
Pêche pochée au coulis de framboise	91 cal
Pain (40 g)	110 cal
	= **910** cal

Dîner

Quiche au crabe (pâte brisée : 65 g par pers., appareil : 45 g crabe, 1/2 œuf, 35 g crème fraîche, 25 ml lait 1/2 écrémé, 20 g râpé)	480 cal
Salade d'été (100 g mesclun, 1 tomate, 50 g oignon blanc, 2 c. à s. vinaigrette)	155 cal
1/2 pamplemousse	71 cal
Pain (40 g)	110 cal
	= **816** cal

SAMEDI

Déjeuner

Poireaux au gratin (200 g poireaux, béchamel avec 10 g beurre, 10 g farine, 100 ml lait 1/2 écrémé, 30 g fromage râpé)	340 cal
Cailles aux raisins (1 caille, 50 g raisin, 5 g huile, 100 ml vin blanc, réduit, 10 ml cognac, flambé)	305 cal
Girolles (150 g par pers.)	40 cal
Fromage blanc 0 % (100 g)	48 cal
Pain (40 g)	110 cal
	= **843** cal

Dîner

Fricassée d'encornets basquaise (150 g encornets, 75 g jambon de Bayonne, 100 g oignon, 1 gousse ail, 10 ml huile olive, 2 tomates)	340 cal
Roquefort (30 g) aux noix (3)	170 cal
Salade pamplemousse, orange au citron vert (50 g pamplemousse, 50 g orange, 1 jus citron vert)	132 cal
Pain (40 g)	110 cal
	= **752** cal

DIMANCHE

Déjeuner

Salade de choux aux noix	180 cal
Noisettes de chevreuil aux airelles	255 cal
Pâtes fraîches	90 cal
Tête de moine en copeaux	80 cal
Crêpes flambées	214 cal
Pain (40 g)	110 cal
	= **929** cal

Salade de choux aux noix

Temps de préparation : 20 min

500 g choux chinois	60 cal
8 c. à soupe vinaigrette	400 cal
50 g cerneaux noix	265 cal
Sel, poivre	
	= 725 cal
	Soit **182** cal par personne

Trancher très finement le chou chinois. Couper les cerneaux de noix en petits morceaux, les mélanger au chou et ajouter la vinaigrette, le sel et le poivre. Cette salade sera bien meilleure, si elle est préparée au moins 1/2 heure avant de servir de manière à ce que le chou s'imprègne bien.

Noisettes de chevreuil aux airelles

Temps de marinade : 12 h
Temps de préparation : 1 h

Marinade :

500 ml vin rouge 11°	310 cal
250 g carottes	90 cal
200 g oignon	68 cal
2 gousses ail	26 cal
1 échalote	10 cal
50 ml vinaigre	12 cal
Thym, persil, laurier	
Grains de poivre noir	
	= **516** cal

Etant donné que le vin est flambé, que les légumes sont rejetés, on estimera le reliquat calorique à 10 %, soit environ 50 calories.

Composition du plat :

480 g de filet de chevreuil	600 cal
150 g d'airelles fraîches	100 cal
25 g d'huile	225 cal
20 gouttes de sucaryl	
10 g de maïzena	40 cal
	= 965 cal
+ 50 cal de marinade	= 1 015 cal
	Soit **255** cal par personne

La veille, préparer la marinade : peler et couper finement les carottes en rondelles, les oignons, les échalotes et les gousses d'ail. Préparer un bouquet avec le persil, le thym et le laurier. Ajouter le vinaigre. Y mettre les noisettes de chevreuil à macérer jusqu'au lendemain. Il est possible de prolonger le temps de marinade jusqu'à 24 heures. Le lendemain retirer la viande. Bien l'éponger avec du papier absorbant. Mettre à cuire doucement la marinade dans une cocotte et laisser réduire. Lorsqu'il en reste environ 2 verres, filtrer les légumes, retirer le bouquet et continuer à faire réduire jusqu'à 1 verre. Ajouter alors le sucaryl et la maïzena préalablement délayée dans un peu d'eau froide et laisser cuire à petit feu encore 5 minutes.
Jeter les airelles dans cette sauce et cuire 5 min de plus. Pendant ce temps, poêler rapidement (3 min de chaque côté) les noisettes de chevreuil.
Disposer sur chaque assiette préalablement chauffées, 2 noisettes de chevreuil et arroser de la sauce et des airelles. Servir très chaud.

Pâtes fraîches

Temps de préparation : 10 min

80 g de pâtes par personne cuites 5 min à l'eau bouillante salée	90 cal

Fromage : tête de moine en copeaux

Temps de préparation : 10 min

20 g par personne	80 cal

Avec un couteau, faire de très fins copeaux de fromage et les disposer sur assiette.

Crêpes flambées (3 crêpes par personne)

Temps de préparation : 1/2 h

120 g farine	430 cal
2 œufs	140 cal
250 ml lait	112 cal
20 g beurre	150 cal
1 pincée de sel	
Aspartam en poudre	
	832 cal

Les crêpes seront flambées avec 100 ml de rhum (250 cal). L'alcool étant complètement brûlé, nous compterons 10 % de calories restantes, soit 25 cal.

Total des crêpes pour 4 personnes	857 cal
	Soit **214** cal par personne

La pâte à crêpe peut être préparée la veille ou 1 h avant de les faire cuire.

Mélanger la farine, les œufs et le sel jusqu'à obtention d'un mélange bien homogène. Ajouter le lait petit à petit pour obtenir un mélange sans grumeaux.

Cuire les crêpes dans une poêle antiadhésive, les plier en 4 et les disposer dans un plat en métal.

Au moment de servir, faire chauffer le rhum dans une petite casserole. L'enflammer avec une allumette et arroser les crêpes puis saupoudrer d'aspartam.

Pain : 40 g par personne — 110 cal

Dîner

Pois gourmands à la portugaise	354 cal
Mimolette (40 g)	136 cal
Kiwi (2)	114 cal
Pain (40 g)	110 cal
	= **714** cal

Pois gourmands à la portugaise

Temps de préparation : 1 h

400 g de pois gourmands	200 cal
4 œufs	400 cal
200 g de lardons	600 cal
250 g oignons	85 cal
2 tomates	40 cal
1 c. à soupe huile olive	90 cal
Persil haché ou coriandre	
Sel, poivre	
	= 1 415 cal
	Soit **354** cal par personne

Peler les oignons et les couper en petits cubes. Les faire fondre à l'huile d'olive dans une cocotte en fonte.

Ajouter les deux tomates épépinées coupées en cubes et le persil haché. Faire cuire à feu très doux pour que les oignons ne brûlent pas. Si cela est nécessaire, rajouter une cuillère à soupe d'eau pour terminer la cuisson sans avoir à rajouter d'huile. Saler, poivrer.

Pendant ce temps, ébouillanter les lardons 2 min à ébullition et bien les égoutter. Les faire dorer à la poêle et les ajouter aux légumes.

Y ajouter ensuite les pois gourmands lavés et effilés. Bien mélanger et laisser cuire 1/4 d'heure.

Juste avant de servir, casser les 4 œufs dans la cocotte. Monter un peu le feu pour les cuire rapidement. Le repas est prêt. C'est un plat convivial et familial : il faut mettre la cocotte sur la table et chacun se sert d'un œuf et de son accompagnement.

Fromage : mimolette : 40 g	136 cal
2 kiwis	114 cal
Pain : 40 g par personne	110 cal

JOURNÉE DE FÊTE

Déjeuner

Eclaté de fruits de mer à la badiane	200 cal
Gigotin de lapereau en vapeur d'herbe	389 cal
Mousse de brocolis	65 cal
Chèvre frais à la ciboulette	52 cal
Granité de vin rouge et sa pêche de vigne	157 cal
Pain (40 g)	110 cal
	= **973** cal

Eclaté de fruits de mer à la badiane

Temps de préparation : 30 min

600 g moules	250 cal
600 g coques	250 cal
600 g palourdes	250 cal
50 ml vin blanc	35 cal
12 graines de badiane	
Persil haché, poivre	
1 échalote hachée	10 cal
	= 795 cal
	Soit **200** calories par personne

Nettoyer les moules, les laver. Bien laver les coques et les palourdes. Dans une casserole à fond épais, mettre le vin et l'échalote hachée. Faire cuire jusqu'à réduction complète du vin. Reprendre par 50 ml d'eau et jeter dans la casserole les coquillages mélangés et la badiane. Couvrir. Laisser cuire 3 à 4 min, jusqu'à ce que les coquillages soient ouverts. Retirer les coquillages. Les disposer dans 4 assiettes creuses avec la badiane. Faire réduire le jus de moitié, y mélanger le persil haché et en napper les coquillages.

Gigotin de lapereau en vapeur d'herbes

Temps de préparation : 1 h 30

1 jeune lapereau désossé (1 200 g)	1 300 cal
(une fois désossé, il reste environ 800 g de chair)	
2 échalotes	35 cal
100 g poireaux	32 cal
100 g fromage blanc 0 % de MG	48 cal
Estragon	
Sel, poivre	
	= 1 415 cal
	Soit **354** calories par personne

Sauce :

1 carotte	50 cal
1 poireau	32 cal
1 oignon	34 cal
1 bouquet garni	
50 g de fromage blanc à 0 % de MG	24 cal
	= 140 cal
	Soit **35** cal par personne

Total du plat : 1 555 cal
Soit **389** cal par personne

Désosser soigneusement le lapereau.
Faire une farce avec les échalotes, le poireau haché et le fromage blanc.
Disposer cette farce sur le lapin, le rouler et l'attacher comme un gros boudin. Le disposer dans un appareil de cuisson vapeur contenant l'eau et les quatre branches d'estragon. Laisser cuire une 1/2 heure.
Préparer la sauce en cuisant dans un peu d'eau la carotte, l'oignon et le poireau.
Mixer ce coulis de légumes et le lier avec les 50 g de fromage blanc.
Répartir le coulis en 4 assiettes en nappant le fond de l'assiette. Détacher le lapereau, le couper en tranches fines et les répartir sur le coulis.

Mousse de brocolis

Temps de préparation : 40 min

800 g brocolis	210 cal
100 g fromage blanc 0 %	48 cal
Sel, poivre	
	= 258 cal
	Soit **65** cal par personne

Faire cuire les brocolis. Les mixer finement. Y ajouter le fromage blanc tout en continuant à mixer. Ajuster de sel et de poivre.
Déposer la purée sur l'assiette avec le lapereau.

Fromage : chèvre frais à la ciboulette

Temps de préparation : 5 min

25 g de chèvre frais	52 cal

Rouler le chèvre frais dans la ciboulette finement ciselée et déposer tel quel sur une feuille de salade.

Granité de vin rouge et sa pêche de vigne

Temps de préparation : 10 min la veille, 15 min le jour même

400 ml de vin rouge	256 cal
Le jus d'une demi-orange	50 cal
6 c. à café de sucaryl	
Poivre	
4 pêches de vigne	320 cal
	= 626 cal
	Soit **157** cal par personne

Dans un plat peu profond, mettre le vin rouge, le jus d'orange, le sucaryl, le poivre. Bien mélanger. Mettre au congélateur.
Gratter à la fourchette dès qu'une pellicule glacée se forme.
Remettre au congélateur et recommencer à gratter à la fourchette autant de fois qu'il sera nécessaire pour que le mélange soit entièrement pailleté.
Eplucher les quatre pêches de vigne en les trempant une minute dans l'eau bouillante (la peau s'enlèvera facilement).
Répartir le granité dans quatre verres. Déposer la pêche vigne au dessus et décorer d'une feuille de menthe simulant la queue de la pêche.

Pain : 40 g par personne — 110 cal

Dîner

Salade de volaille au curry	245 cal
Beaufort	190 cal
Pomme rôtie à la compotée d'airelles	113 cal
Pain (40 g)	110 cal
	= **658** cal

Salade de volaille au curry

Temps de préparation : 1 h

400 g de filets de volaille	600 cal
4 c. à soupe de vinaigrette	200 cal
1 c. à soupe de moutarde	20 cal
400 g de fenouil	130 cal
200 g blanc de céleri branche	30 cal
1 c. à soupe de curry	
	= 980 cal
	Soit **245** cal par personne

Faire cuire les quatre blanc de poulet salés à la vapeur. Les couper en petits cubes.
Détailler le bulbe de fenouil en petits morceaux d'environ 2 à 3 cm

de long et le céleri branche en petits bâtonnets.
Préparer la sauce en mélangeant le curry dans la moutarde et en incorporant petit à petit la vinaigrette. Ajuster éventuellement de sel. Servir très frais.

Fromage : beaufort : 50 g par personne 190 cal

Pomme rôtie à la compotée d'airelles

Temps de préparation : 50 min

4 pommes	320 cal
200 g airelles	132 cal
50 ml eau	
4 c. à café sucaryl	
	452 cal
	Soit **113** cal par personne

Mettre dans une petite casserole, les airelles, l'eau et le sucaryl.
Porter à ébullition 5 min jusqu'à ce que les airelles éclatent : on obtient une sorte de confiture.
Peler les pommes entières. Enlever les graines sans perforer le fond de la pomme.
Mettre la compotée d'airelles dans le trou obtenu dans la pomme.
Disposer dans un plat à four et cuire 1/2 heure à 180 °C.
Servir tiède.

Pain : 40 g par personne 110 cal

Exemple de menus à 2 500 calories par jour

Petit déjeuner

Café, thé ou chicoré	
Lait écrémé (à volonté) ou 1/2 écrémé (200 ml)	90 cal
1 fruit ou le jus d'1 fruit (150 g)	80 cal
80 g de pain = 16 cm de baguette = 6 biscottes	220 cal
+ 25 g de beurre	185 cal
ou 6 c. à soupe de céréales	
+ yaourt maigre aux fruits	224 cal
	= **394 à 575** cal

LUNDI

Déjeuner

Œufs en gelée au saumon aux jeunes pousses d'épinards (1 œuf, 15 g saumon, gelée en quantité suffisante, 50 g pousses épinards, 1 c. à s. vinaigrette)	190 cal
Côtes de mouton grillées (200 g par pers. de viande)	450 cal
Haricots blancs (150 g haricots, 1 tomate, 1 gousse ail)	180 cal
Gorgonzola (25 g)	100 cal
Ananas flambé au rhum (150 g ananas, 50 ml rhum)	100 cal
Pain (60 g)	165 cal
	= **1 185** cal

Dîner

Truite aux amandes à la fondue de poireaux (1 truite : 200 g, 10 g amandes effilées, 10 g beurre, 200 g poireaux, 30 g crème fraîche 30 %)	600 cal
Maroilles (20 g)	65 cal
Boules de melon rafraîchies au muscat (200 g melon, 10 ml muscat Beaume de Venise)	75 cal
Pain (60 g)	165 cal
	= **905** cal

MARDI

Déjeuner

Pot-au-feu (75 g macreuse bœuf, 75 g plat de côte de bœuf, 100 g jarret de veau, 200 g carottes, 50 g navets, 150 g poireaux, 100 g oignons, 200 g choux)	732 cal
Fontainebleau aux fraises des bois (75 g fromage, 100 g fraises)	206 cal
Pain (60 g)	165 cal
	= **1 103** cal

Dîner

Bouillon de pot-au-feu (200 ml dégraissés)	50 cal
Omelette au jambon (2 œufs, 10 g beurre, 50 g jambon)	330 cal
Piperade (4 tomates, 200 g poivrons, 100 g oignons, 10 ml huile)	200 cal
Fromage des Pyrénées (30 g)	105 cal
Groseilles à maquereau (100 g)	39 cal
Pain (60 g)	165 cal
	= **889** cal

MERCREDI

Déjeuner

Radis beurre (200 g radis , 10 g beurre)	110 cal
Steak grillé (200 g)	300 cal
Gratin dauphinois (200 g pommes de terre, 100 g crème fraîche 15%, 30 g fromage râpé)	462 cal
Compote de fruits variés (50 g pomme, 50 g abricots, 1 poire, 1 mirabelle, 1/2 jus citron)	130 cal
Pain (60 g)	165 cal
	= **1 167** cal

Dîner

Pot-au-feu en salade (50 g macreuse, 50 g plat de côte, 50 g jarret de veau, 100 g carottes, 25 g navets, 75 g poireaux, 50 g oignons frais, 50 g cornichons, 2 c. à s. vinaigrette, 10 g moutarde)	540 cal
Croûte gratinée au bleu d'Auvergne (1 tranche pain campagne, 40 g, bleu d'Auvergne, 30 g)	215 cal
Mûres (100 g)	57 cal
Pain (20 g)	55 cal
	= **867** cal

JEUDI

Déjeuner

Petit salé aux lentilles (200 g viandes : palette, poitrine, museau, queue..., 150 g lentilles, 100 g oignons, 100 g carottes) 780 cal
Yaourt maigre (1) 50 cal
Abricots rôtis à la vanille (2 abricots, 10 g beurre, 1 goutte extrait vanille) 120 cal
Pain (60 g) 165 cal
= **1 115** cal

Dîner

Œufs mimosa au cabillaud poché (2 œufs, 30 g mayonnaise normale, 150 g cabillaud) 360 cal
Parmesan tendre (40 g) 152 cal
Granité citron vert (jus d'1 citron vert et demi + zestes) 75 cal
Pain (60 g) 165 cal
= **752** cal

VENDREDI

Déjeuner

Croûtes aux œufs de Lump et de saumon (20 g pain, 25 + 25 œufs) 110 cal
Rascasse au vin blanc safrané 290 cal
Riz sauvage (100 g) 132 cal
Bleu de Bavière (50 g) 170 cal
Tartes aux fraises (50 g pâte brisée, 100 g fraises, 50 g crème 20%) 270 cal
Pain (40 g) 110 cal
= **1 082** cal

Dîner

Pizza avec œuf frit (150 g pizza moyenne, 318 cal
1 œuf frit) 125 cal
« Le grand saladier de légumes variés » (100 g haricots verts, 1 tomate, 50 g radis, 50 g oignons blancs, 2 c. à s. vinaigrette, 20 g gruyère) 250 cal
Brochette de fruits grillés (1 abricot, 50 g ananas, 1 prune) 73 cal
Pain (60 g) 165 cal
= **931** cal

SAMEDI

Déjeuner

Salade grecque (2 tomates, 100 g concombres, 50 g oignon blanc, 40 g feta) 335 cal
Magret de canard sauce bordelaise (150 g magret, 2 échalotes) 340 cal
Petits pois (300 g) 180 cal
Le **fromage** est compris dans la salade grecque
Soupe de mandarines au kirsch (2 mandarines et 1/2 pour le jus, 10 ml kirsch) 110 cal
Pain (60 g) 165 cal
= **1 130** cal

Dîner

Choux farci (250 g choux, 50 g veau haché, 50 g chair à saucisses, 50 g jambon blanc, 100 g oignons, 1 échalote, 20 g pain de mie, 1/2 œuf, 50 ml lait, 10 g beurre) 615 cal
Bombel (20 g) 60 cal
Papillotes de fruits (50 g pommes, 50 g poires, 50 g framboises, 1 abricot, 20 g crème 20% pour chantilly à l'ouverture de la papillote) 135 cal
Pain (40 g) 110 cal
= **920** cal

DIMANCHE

Déjeuner

Sauté tiède de soja 106 cal
Porc aux marrons 473 cal
Coulommiers 185 cal
Figues en papillotes 208 cal
Pain (60 g) 165 cal
= **1 137** cal

Sauté tiède de soja

Temps de préparation : 15 min

225 g de pousses de soja 113 cal
125 g de maïs 161 cal
20 g de beurre 150 cal
Sel, poivre
= 424 cal
Soit **106** cal par personne

Dans une sauteuse, faire fondre les 20 g de beurre. Lorsque celui-ci commence à grésiller, y jeter les pousses de soja et les cuire 2 à 3 min pour les garder un peu croquantes. Ajouter le maïs soigneusement égoutté. Assaisonner de sel et de poivre. Servir tiède.

Porc aux marrons

Temps de préparation : 1 h 15

1 rôti de porc de 600 g pris dans le filet	942 cal
500 g de marrons au naturel	900 cal
2 gousses d'ail	20 cal
50 ml de sauce soja	33 cal
Sel, poivre	
	= 1 895 cal
	Soit **473** cal par personne

Débarrasser les gousses d'ail de leur germe en les coupant en deux. En piquer le rôti. Le disposer dans un plat à four. Mettre un 1/2 verre d'eau au fond du plat et arroser de la sauce soja.

Enfourner à four préchauffé à 220 °C pendant 10 min. Puis baisser la température du four à 180 °C et cuire 50 min en arrosant de temps en temps. 10 min avant la fin de la cuisson, ajouter les marrons.

Au sortir du four, couper le rôti en tranches d'1 cm et servir entouré des marrons.

Fromage : coulommiers : 60 g par personne 185 cal

Figues en papillotes

Temps de préparation : 30 min

8 belles figues	320 cal
30 g de beurre	225 cal
100 g de crème fraîche	288 cal
2 c. à café de sucaryl	
	= 833 cal
	Soit **208** cal par personne

Etaler sur la table de cuisine, 4 feuilles d'aluminium d'environ 40 cm de long. Déposer sur chacune deux figues incisées en 4. Les recouvrir du 1/4 du beurre en petites parcelles et d'1/2 cuillère à café de sucaryl. Mettre 20 min au four à 180 °C.

Pour servir entrouvrir la papillote et introduire dans chacune le 1/4 de la crème fraîche.

Servir très chaud.

P.S. : Ce dessert peut être transformé en dessert de fête en remplaçant la papillote par une crêpe pour faire une aumônière.

Pain : 60 g de pain par personne 165 cal

Dîner

Salade niçoise avec thon, œufs	527 cal
Sainte-maure	174 cal
Nectarine	80 cal
Pain (60 g)	165 cal
	= **946** cal

Salade niçoise

Temps de préparation : 30 min

400 g de haricots verts	96 cal
4 tomates	80 cal
4 œufs	300 cal
2 branches de céleri	20 cal
400 g de thon à l'huile	1 140 cal
50 g d'olives noires	60 cal
4 filets d'anchois (50 g)	100 cal
6 c. à soupe de vinaigrette	300 cal
100 g de laitue	15 cal
Sel, poivre	
	= 2 111 cal
	Soit **527** cal par personne

Faire cuire à grande eau les haricots verts 5 min dans l'eau salée (1 c. à soupe de gros sel par litre d'eau). Les égoutter et les rafraîchir à l'eau froide.

Faire cuire durs les 4 œufs en les mettant à l'eau froide et en les retirant après 10 min d'ébullition les écaler après les avoir passés sous l'eau froide. Les couper en quartiers.

Laver les tomates et les couper en quartiers. Eplucher le céleri branche et le couper en petits morceaux. Bien laver la laitue.

Disposer tous les légumes dans un saladier ou dans 4 petites assiettes creuses. Disposer le thon égoutté et coupé en morceaux et les olives. Décorer avec les filets d'anchois et arroser de la vinaigrette.

Fromage : sainte-maure : 50 g par personne	174 cal
Nectarine : 1 par personne	80 cal
Pain : 60 g par personne	165 cal

REPAS DE FÊTE

Déjeuner

Petite salade tiède d'écrevisses à l'huile de noisette	109 cal
Croustillant de pigeon aux pétales d'artichauts	447 cal
Fromage de chèvre (50 g)	100 cal
Le grand dessert aux pommes : baba au Calvados, granité aux pommes vertes et pommes « caramélisées »	288 cal
Pain (60 g)	165 cal
	= **1 109** cal

Petite salade tiède d'écrevisse à l'huile de noisette

Temps de préparation : 40 min

40 g d'écrevisses	200 cal
100 g de cœur de salade frisée	36 cal
4 c. à s. de vinaigrette à l'huile de noisette	200 cal
	= 436 cal
	Soit **109** cal par personne

Faire cuire les écrevisses 5 min à l'eau bouillante. Les égoutter et décortiquer les queues. Assaisonner la salade avec la vinaigrette. La répartir sur quatre assiettes et disposer en soleil 10 écrevisses par personne.

Croustillant de pigeon aux pétales d'artichaut

Temps de préparation : 1 h

2 beaux pigeons de ferme	720 cal
200 g de foie de canard frais	900 cal
2 beaux fonds d'artichaut	100 cal
4 feuilles de brick	70 cal
Sel, poivre	
	= 1 790 cal
	Soit **447** cal par personne

Désosser les pigeons, les couper en deux.
Faire cuire à grande eau salée les fonds d'artichaut (25 à 30 min d'ébullition). Les couper en fines lamelles.
Couper le foie gras en quatre escalopes. Le faire dorer rapidement dans une poêle antiadhésive sans corps gras. Le mettre de côté.
Dans le gras du foie, faire dorer rapidement les quatre demi-pigeons. Les mettre de côté.
Etaler sur la table les quatre feuilles de brick, les badigeonner au pinceau avec le gras du foie restant dans la poêle. Déposer au centre le

quart des lamelles d'artichaut sur chaque feuille disposée en demi-cercle. Mettre le demi-pigeon revenu, l'escalope de foie par-dessus. Assaisonner de sel et de poivre et faire un paquet avec la feuille de brick. Faire cuire 12 min à four préchauffé à 200 °C.

Fromage de chèvre : 50 g par personne — 100 cal

Grand dessert aux pommes

Temps de préparation : 1 h 30 en plusieurs fois

Baba au Calvados

65 g de farine	225 cal
1 œuf	75 cal
38 g de beurre	280 cal
5,5 g de levure de boulanger	4 cal
30 ml de lait 1/2 écrémé	24 cal
2,5 g de sel	
50 ml de calvados	115 cal
100 ml d'eau	
4 c. à café de sucaryl	
	= 723 cal

Soit **180** cal par personne

Préparer le levain en faisant dissoudre la levure de boulanger dans une cuillère à soupe d'eau tiède, y ajouter 20 g de farine, ce qui constitue une pâte assez ferme. Laisser reposer une bonne demi-heure dans un endroit tiède, à l'abri de la lumière. Au bout de ce temps, y incorporer le lait, l'œuf, le beurre, le reste de la farine, le sel. Bien mélanger pour obtenir une pâte homogène et laisser monter une bonne heure dans un endroit tiède, à l'abri de la lumière. Au bout de ce temps, rabattre la pâte à l'aide d'une spatule. Elle retombe complètement. La disposer dans quatre petits moules et laisser de nouveau monter, jusqu'à ce que les moules soient pleins. Enfourner alors 10 min à four préchauffé à 180 °C.

Pendant la préparation du baba, préparer le sirop en mélangeant l'eau, le calvados et le sucaryl.

A la sortie du four, démouler les babas sur une grille et les arroser chauds avec le sirop froid. (Les babas peuvent aussi être arrosés froids avec le sirop chaud.) Réserver les babas.

Granité aux pommes vertes

250 g de pulpe de pommes vertes	125 cal
125 ml d'eau	
4 c. à café de sucaryl.	

Soit **31** cal par personne

Mélanger l'eau, la pulpe et le sucaryl et turbiner en sorbetière jusqu'à obtention d'un granité à réserver au congélateur.

Pomme « caramélisée »

2 pommes golden	160 cal
20 g de beurre	150 cal
1 c. à soupe de sucaryl	
	= 310 cal
	Soit **770** cal par personne

Peler et épépiner les pommes. Les couper en 8 quartiers. Les faire dorer sur toutes leurs faces dans les 20 g de beurre dans une poêle antiadhésive.
Lorsque les pommes sont bien dorées, badigeonner au pinceau les quartiers avec du sucaryl qui les rendra brillants.
Dans quatre grandes assiettes, disposer les quatre babas au rhum, le quart du granité sur une feuille de vigne et quatre quartiers de pommes « caramélisées », en éventail.

Total du dessert par personne **290** cal

Pain : 60 g par personne 165 cal

Dîner

Terrine de lapin en gelée	385 cal
Salade fraîche	103 cal
Comté (50 g)	190 cal
Ananas meringué	105 cal
Pain (60 g)	165 cal
	= **948** cal

Terrine de lapin en gelée

Temps de préparation : 1 h 30

1 lapin moyen désossé	1 350 cal
6 feuilles de gélatine	40 cal
20 pistaches	72 cal
200 g de carottes	80 cal
Thym, laurier	
1 petit piment d'Espelette	
Sel, poivre	
	= 1 542 cal
	Soit **385** cal par personne

Ramollir la gélatine dans un peu d'eau froide, puis la faire fondre dans 100 ml d'eau chaude. Y incorporer le piment d'Espelette écrasé.

Eplucher les carottes et les couper en tranches très fines.
Dans une terrine, déposer une couche de morceaux de lapin désossé.
Recouvrir de carottes, une brindille de thym, une 1/2 feuille de laurier et répartir 10 pistaches.
Recouvrir d'une autre couche de lapin désossé (la deuxième moitié).
Mettre dessus les rondelles de carottes restantes, une brindille de thym et les 10 autres pistaches en prenant soin de les enfoncer un peu.
Arroser avec la gélatine fondue.
Enfourner une heure à four préchauffé à 180 °C. Laisser refroidir 24 h au réfrégirateur et couper en tranches.

Salade fraîche

200 g de mâche	72 cal
4 tomates	80 cal
1 oignon blanc	30 cal
100 g de champignons de Paris	30 cal
4 c. à soupe de vinaigrette	200 cal
	= 412 cal
	Soit **103** cal par personne

Laver soigneusement la mâche et l'égoutter. Laver les tomates et les couper en petits cubes. Peler l'oignon blanc et le couper en fines rondelles. Equeuter les champignons, les laver et les couper en fines lamelles. Mélanger tous les légumes et assaisonner de la vinaigrette.

Fromage : comté : 50 g par personne 190 cal

Ananas meringué

Temps de préparation : 20 min

600 g d'ananas frais	360 cal
3 blancs d'œuf	60 cal
2 c. à café de sucaryl	
	= 420 cal
	Soit **105** cal par personne

Eplucher l'ananas. Le couper en petits cubes. Mélanger le sucaryl. Le disposer dans quatre petits ramequins. Battre les blancs d'œufs en neige. Les répartir sur les quatre ramequins. Faire dorer au gril du four.

Pain : 60 g par personne 165 cal

Exemple de menus à 3 000 calories par jour

Petit déjeuner

Café, thé ou chicoré
Lait écrémé (à volonté) ou 1/2 écrémé (250 ml) 115 cal
1 fruit ou le jus d'1 fruit (150 g) 80 cal
80 g de pain = 16 cm de baguette = 6 biscottes 220 cal
+ 25 g de beurre 185 cal
ou 6 c. à soupe de céréales
+ yaourt maigre aux fruits 224 cal
= **419 à 600** cal

LUNDI

Déjeuner

Tripes à la mode de Caen (200 g tripes, 1/4 pied de veau, 200 ml vin blanc, 200 g carottes, 100 g oignons, 1 gousse ail) 520 cal
Pommes de terre vapeur (300 g) 294 cal
Bleu de Bresse (50 g) 170 cal
Aumônière de crêpe au fromage blanc et groseilles (1 crêpe, 100 g from. blanc 20%, 100 g groseilles) 215 cal
Pain (80 g) 220 cal
= **1 419** cal

Dîner

Rôti de veau (250 g quasi) 430 cal
Gratin de blettes (300 g blettes, béchamel : 10 g beurre, 10 g farine, 100 ml lait, 40 g gruyère) 370 cal
Mousse de nectarines (1 nectarine, 100 g from. blanc 0 %, 1/2 blanc œuf) 98 cal
Pain (80 g) 220 cal
= **1 118** cal

MARDI

Déjeuner

Thon basquaise (150 g thon rouge, 4 tomates, 10 ml huile, 300 g poivrons, 200 g oignons, 1 gousse ail) 680 cal
Riz créole (300 g) 330 cal
Bourseau (30 g) 105 cal
Pêches rôties à la lavande (1 pêche) 70 cal
Pain (80 g) 220 cal
= **1 405** cal

Dîner

Crème de champignons (100 g champignons, 1 tablette bouillon volaille, 30 g crème fraîche 30 %) 140 cal
Soufflé au fromage (50 g comté, 15 g beurre, 15 g farine, 100 ml lait 1/2 écrémé, 1 œuf) 490 cal
Clafoutis aux cerises (100 g cerises, 20 g farine, 1 œuf, 10 g beurre, 50 ml lait 1/2 écrémé) 322 cal
Pain (80 g) 220 cal
= **1 172** cal

MERCREDI

Déjeuner

Salade de museau (100 g, 2 c. à s. vinaigrette) 300 cal
Poulet (250 g chair) 310 cal
Frites (80 g) 320 cal
Chester (30 g) 105 cal
Gelée d'ananas (200 g ananas, 2 feuilles gélatine, 2 gouttes vanille) 110 cal
Pain (80 g) 220 cal
= **1 365** cal

Dîner

Paupiettes de veau (1 escalope veau de 120 g, 40 g chair à saucisses, 20 g veau haché, 10 g pain de mie, 20 ml lait 1/2 écrémé, 1 échalote, 50 g oignons, 200 g champignons, 1 c. à s. farine, 200 ml vin blanc, 10 g farine, 20 g crème fraîche 30 %) 645 cal
Crème de mascarpone au cacao (80 g mascarpone, 20 g cacao amer) 265 cal
Pain (70 g) 190 cal
= **1 100** cal

JEUDI

Déjeuner

Coq au vin (200 g chair coq par pers., 200 g carottes, 100 g oignons, 1 échalote, 1 gousse ail, 10 g huile olive, 200 ml vin rouge) 580 cal
Pommes vapeur (350 g) 290 cal
Morbier (50 g) 175 cal
Soufflé glacé aux framboises (100 g framboises, 1 blanc œuf, 50 g fromage blanc 0 %, 1/2 jus citron) 105 cal
Pain (80 g) 220 cal
= **1 370** cal

Dîner

Salade de gésiers (100 g gésiers, 50 g frisée, 1 c. à s. vinaigrette) 180 cal
Terrine de lotte au coulis de tomates et poivrons (mousse poisson : 150 g filet julienne , 1 blanc œuf, 50 ml crème 30%, 1 c. à c. concentré tomates, 100 g lotte. Coulis : 100 g poivrons, 2 tomates, 1 fromage blanc 0 %) 500 cal
Picodon de l'Ardèche (50 g) 110 cal
Sorbet passion-orange (100 g fruits passion, 100 g jus orange, 1/2 blanc œuf) 86 cal
Pain (80 g) 220 cal
= **1 096** cal

VENDREDI

Déjeuner

Salami (50 g) 205 cal
Cabillaud sauce moutarde (250 g cabillaud, sauce béchamel : 10 g farine, 10 g beurre, 100 ml lait, 1 c. à s. moutarde, 10 g crème fraîche) 400 cal
Céleri rave au beurre (200 g céleri, 10 g beurre) 160 cal
Chevrotin (40 g) 75 cal
Riz au lait aux groseilles (30 g riz, 250 ml lait entier, 1 gousse vanille, 50 g groseilles) 335 cal
Pain (80 g) 220 cal
= **1 395** cal

Dîner

Salade américaine (200 g filet poulet, 25 g mayonnaise, 10 g ketchup, 100 g maïs, 50 g céleri branche, 50 g ananas, 2 tomates, 50 g laitue) 650 cal
Boursin (80 g) 120 cal
Granité thé au rhum (150 ml thé Earl Grey, 20 ml rhum, 100 g fromage blanc 0 %) 100 cal
Pain (80 g) 220 cal
= **1 090** cal

SAMEDI

Déjeuner

Carottes râpées (200 g carottes, 2 c. à s. vinaigrette) 148 cal
Côte de bœuf grillée (200 g viande) 514 cal
Pommes de terre forestières (100 g chanterelles, 100 g pommes de terre, 20 g beurre) 260 cal
Manchego (30 g) 105 cal
Salade kiwi-cerises (100 g kiwis, 100 g cerises) 134 cal
Pain (80 g) 220 cal
= **1 381** cal

Dîner

Potage de légumes mixés (25 g haricots verts, 1 tomate, 50 g carottes, 60 g courgettes, 50 g oignons, 60 g poireaux, 50 g fromage blanc 0 %) 75 cal
Quiche lorraine (100 g pâte brisée du commerce, 1 œuf, 40 g lardons, 50 ml crème 20 %) 625 cal
Leerdamer (30 g) 105 cal
Mousse de mûres (100 g mûres, 50 g fromage blanc 0 %, 1 feuille gélatine, 1 blanc œuf) 100 cal
Pain (80 g) 220 cal
= **1 125** cal

DIMANCHE

Déjeuner

Asperges au jambon de Parme 185 cal
Gigot d'agneau 404 cal
Sauté de légumes printaniers 368 cal
Chèvre frais (50 g) 103 cal
Fraises Chantilly 148 cal
Pain (80 g) 220 cal
= **1 429** cal

Asperges au jambon de Parme

Temps de préparation : 25 min

1 kg d'asperges	252 cal
4 tr. de jambon de Parme (120 g)	288 cal
4 c. à soupe de vinaigrette	200 cal
Ciboulette, sel	
	= 740 cal
	Soit **185** cal par personne

Eplucher les asperges au couteau économe. Les plonger 12 à 15 min dans l'eau bouillante très salée. Les égoutter et les rafraîchir à l'eau froide. Les présenter sur 4 assiettes enroulées dans la tranche de jambon. Ciseler quelques brins de ciboulette sur chaque assiette.
Servir avec la vinaigrette en saucière.
N.B. : Cette assiette peut être préparée à l'avance.

Gigot d'agneau

Temps de préparation : 45 min

1 petit gigot d'agneau de 800 g (600 g de viande)	1 596 cal
2 gousses d'ail	20 cal
Sel, poivre	
	= 1 616 cal
	Soit **404** cal par personne

Eplucher les 2 gousses d'ail. Les couper en 2 et retirer le germe. En piquer le gigot. Le déposer dans un plat à four. Il est inutile d'ajouter de corps gras, le gigot en a toujours assez pour assurer une bonne cuisson.
Enfourner 35 min à four préchauffé.
N.B. : Au bout de ce temps vous l'obtiendrez rosé. Si vous l'aimez plus cuit, laissez le 10 min de plus.
Le gigot peut attendre un peu vos invités, sur la porte du four ouverte. Les chairs ainsi reposées n'en seront que plus tendres.

Sauté de légumes printaniers

Temps de préparation : 45 min

250 g de petits pois	150 cal
500 g de carottes nouvelles	180 cal
500 g de petits oignons blancs	170 cal
800 g de petites pommes de terre nouvelles	672 cal
40 g de beurre	300 cal
Persil, sel, poivre	
	= 1 472 cal
	Soit **368** cal par personne

Bien laver les petites pommes de terre nouvelles en les frottant entre les mains. Ne pas les peler. Eplucher carottes et petits oignons. Ecosser les petits pois.
Faire fondre le beurre dans une cocotte à fond épais. Y mettre tous les légumes. Bien les faire « suer » dans le beurre. Ajouter un petit peu d'eau. Saler, poivrer.
Faire cuire 1/2 heure à petit feu, cocotte fermée.
Les légumes ne doivent pas s'écraser. Mettre dans un plat et saupoudrer de persil finement haché.

Fromage : chèvre frais : 50 g 103 cal par personne.

Fraises Chantilly

Temps de préparation : 20 min

800 g de fraises	288 cal
150 g de crème liquide	306 cal
Aspartam	
	= 594 cal
	Soit **148** cal par personne

Laver et équeuter les fraises.
Mettre la crème liquide bien froide dans un saladier également bien froid.
C'est une des clés de la réussite de la crème.
Déposer le saladier dans un deuxième récipient contenant des glaçons.
Monter la crème au fouet électrique.
Lorsque le crème est faite, ajouter petit à petit tout en continuant à fouetter 2 cuillerées à café d'aspartam ou plus si vous aimez plus « sucré ».

Pain : 80 g par personne 220 cal

Dîner

Oranges à la grecque	230 cal
Alose grillée à l'oseille	348 cal
Fromage blanc battu	150 cal
Pain (80 g)	220 cal
	= **948** cal

Oranges à la grecque

Temps de préparation : 35 min

4 oranges	280 cal
20 petites olives noires	240 cal
4 c. à soupe huile d'olive	400 cal
Poivre noir, sel	
	= 920 cal
	Soit **230** cal par personne

Peler les oranges à vif. Les découper en fines tranches. Les disposer sur 4 assiettes plates. Saler. Poivrer très largement. Répartir une cuillerées à soupe d'huile d'olive par assiette. Servir très frais.

Alose grillée à l'oseille

Temps de préparation : 45 min

1 alose d'1 kg (600 g de chair)	970 cal
1 kg d'épinards	250 cal
500 g d'oseille	125 cal
100 g de fromage blanc à 0 %	48 cal
Sel, poivre	
	= 1 393 cal
	Soit **348** cal par personne

Vider et écailler l'alose. La garnir de feuilles d'oseilles lavées. Saler. Poivrer. L'entourer de feuilles d'oseille et la plier dans un grand papier d'aluminium. La faire griller 1/2 heure sur les braises. Si cela n'est pas possible, la faire griller au four 1/2 heure.

L'oseille, par l'acide oxalique qu'elle contient, dissoudra en grande partie les arêtes très fines de ce poisson qui remonte les grands fleuves au printemps.

Equeuter et laver le reste de l'oseille et les épinards. Les cuire 3 min à l'eau bouillante très salée. Les rafraîchir à l'eau froide et bien les égoutter en les pressant. Les passer ensuite au mixer avec 100 g de fromage blanc à 0 %. Poivrer.

Les servir avec l'alose.

Fromage blanc battu

Fromage à 30 %, 600 g	600 cal
	Soit **150** cal par personne

Pain : 80 g par personne — 220 cal

REPAS DE FÊTE

Déjeuner

Turbot à la crème de verveine	371 cal
Pommes vapeur	168 cal
Filets de canette et foie gras à la compotée de poires	427 cal
Flan de courgettes	145 cal
Fromage de Langres (50 g)	166 cal
Gelée de fruits rouges	80 cal
Pain (80 g)	220 cal
	= **1 580** cal

Turbot à la crème de verveine

Temps de préparation : 1 h

1 turbot de 1,200 kg, hors déchets	623 cal
500 ml de lait 1/2 écrémé	230 cal
6 jaunes d'œuf	330 cal
200 ml de fumet de poisson	40 cal
10 ml de Noilly Prat sec	16 cal
2 sachets infusion verveine	
120 g de crème 20 %	245 cal
4 brins de cerfeuil, sel, poivre	
	= 1 484 cal
	Soit **371** cal par personne

Faire lever les filets de poisson et les peler par la poissonnière. Il faut compter au moins 500 g de déchets qui seront délicieux pour préparer le fumet de poisson.

Faire bouillir le lait et y faire infuser 10 min les sachets de verveine. Au bout de ce temps les retirer, reporter le lait à ébullition et le mélanger petit à petit aux jaunes d'œufs battus. Remettre sur le feu et sans cesser de tourner, obtenir une crème qui ne doit surtout pas bouillir. Saler, poivrer.

Faire réduire les 200 ml de fumet de poisson à environ 20 ml et les rajouter à la crème. Ajouter le Noilly Prat.

Monter la crème bien froide au fouet et l'incorporer dans la sauce au moment de servir. Pendant ce temps, faire cuire les filets à la vapeur pendant 10 min.

Le turbot est un poisson très fin et la cuisson à la vapeur est celle qui lui convient le mieux. Au moment de servir, faire chauffer tout doucement la sauce, la répartir en 4 assiettes chaudes et déposer dessus le filet de poisson. Décorer d'un brin de cerfeuil.

Pommes vapeur

Temps de préparation : 25 min

200 g par personne	168 cal

Filets de canette et foie gras à la compotée de poires

400 g de filets canettes	760 cal
150 g de foie gras frais	690 cal
400 g de poires	224 cal
20 ml de Noilly Prat	36 cal
Sel, poivre	
40 gouttes de sucaryl	
1 c. à café de vinaigre	
	= 1 710 cal
	Soit **427** cal par personne

Dans une casserole à fond épais, faire cuire doucement les poires épluchées, épépinées et coupées en petits morceaux. Ajouter le sucaryl et cuire jusqu'à obtention d'une compote.

Escaloper le foie gras en 4 petites escalopes. Les poêler rapidement sur les 2 faces et réserver sur papier absorbant. Réserver le gras du foie.

Dans une poêle antiadhésive, faire cuire les filets de canette 4 min côté peau et 1 min côté viande de manière à avoir une viande rosée.

Au moment de servir, rajouter à la compote, le vinaigre et le Noilly, porter à ébullition et monter la sauce avec le gras du foie.

Présentation : Couper finement les filets de canette. Disposer en éventail sur l'assiette, napper de sauce autour de l'escalope de foie. Servir chaud. Prendre la précaution de chauffer les assiettes avant de les dresser.

Flan de courgettes

Temps de préparation : 40 min

500 g de courgettes	70 cal
2 œufs	150 cal
100 g de crème 30 %	288 cal
10 g de beurre	75 cal
Sel, poivre	
	= 583 cal
	Soit **145** cal par personne

Râper les courgettes et les faire suer dans le beurre. Saler et laisser cuire jusqu'à évaporation de l'eau.

Dans le bol du mixer, mettre les œufs, la crème et y ajouter les courgettes. Mixer fermement. Rajuster de sel et de poivre. Répartir en

4 petits ramequins et mettre au four à 180 °C pendant 30 min. Démouler à chaud.
Les filets de canette seront servis en assiette, accompagnés du flan de courgettes.

Fromage : langres : 50 g par personne 166 cal

Gelée de fruits rouges
Temps de préparation : 1 h la veille et 2 h d'attente

300 g de fraises	168 cal
150 g de framboises	68 cal
30 g de fraises des bois	15 cal
1 jus de citron	40 cal
4 feuilles de gélatine	32 cal
6 g d'aspartam	
	= 323 cal
	Soit **80** cal par personne

Laver, équeuter les fraises. Réserver la moitié des fruits et mixer la deuxième moitié avec l'aspartam.
Faire ramollir la gélatine dans un peu d'eau froide puis la faire fondre dans le jus de citron chaud.
Passer la purée de fruits au tamis, y ajouter la gélatine. Huiler au pinceau un moule à savarin et verser la moitié de la préparation. Mettre 2 heures au réfrigérateur.
Disposer sur la gelée bien prise, les fruits restants tout en gardant quelques uns pour la décoration.
Recouvrir avec le reste du mélange gélatiné et remettre au froid jusqu'au lendemain.
Au moment de servir, démouler et décorer des fruits restants et des feuilles de menthe.
Ce dessert très léger, 64 cal par personne peut être servi avec un peu de crème chantilly.

Pain : 80 g par personne 220 cal

Dîner

Ris de veau au beurre d'orange	514 cal
Fribourg (30 g)	120 cal
Choux à la crème et à la chantilly	391 cal
Pain (80 g)	220 cal
	= **1 245** cal

Ris de veau au beurre d'orange

Temps de préparation : 1 h

800 g de ris de veau	928 cal
1 kg d'asperges vertes	250 cal
80 g de beurre	600 cal
10 ml d'huile	90 cal
Le jus de 4 oranges	168 cal
Le zeste d'1 orange	20 cal
Sel, poivre	
	= 2 056 cal
	Soit **514** cal par personne

Préparation des ris de veau :

Les blanchir à l'eau frémissante salée, vinaigrée pendant 5 min, les retirer. Retirer les filaments nerveux s'il en reste.

Escaloper les lobes.

Eplucher les asperges et ne garder que 6 cm de pointes. Les cuire 5 min à l'eau très salée, réserver. Les asperges vertes cuisent très vite.

Poêler les ris de veau dans une poêle antiadhésive dans les 10 ml d'huile.

A l'aide d'un couteau économe, prélever le zeste d'une orange, le couper en bâtonnets très fins, les ébouillanter 2 fois à grande eau bouillante, pour éliminer l'amertume.

Presser les jus et mettre dans une petite casserole.

Faire réduire des 3/4 et ajouter le beurre en parcelles tout en fouettant. Saler, poivrer.

Présentation : Napper les assiettes du beurre d'orange. Disposer les ris au milieu. Mettre les asperges en étoile autour. Parsemer des zestes. Servir chaud.

Fromage : fribourg (30 g par personne) 120 cal

Choux aux deux crèmes

Temps de préparation : 1 h 15

Pâte à choux, pour 8 choux	
30 g beurre	225 cal
60 g farine	216 cal
2 petits œufs	150 cal
100 ml eau	
	= 591 cal
	Soit 73 cal par personne

Crème « pâtissière » à la vanille	
8 jaunes œufs	440 cal
40 g maïzena	152 cal
400 ml lait 1/2 écrémé	184 cal
Vanille	
3 c. à soupe d'aspartam	
	= 776 cal
	Soit 194 cal par personne

Crème Chantilly	
100 ml crème 20 %	204 cal
2 c. à soupe aspartam	
	Soit 51 cal par personne

Total du dessert par personne	
1 chou vanille	73 + 194 cal = 267 cal
1 chou chantilly	73 + 51 cal = 124 cal
	Soit **391** cal par personne

Préparation de la pâte à choux :
Dans une casserole, mettre l'eau et le beurre. Porter à ébullition, verser toute la farine tamisée à la fois et remuer énergiquement en chauffant jusqu'à ce que la pâte se détache. Incorporer un par un les œufs entiers, hors du feu. Sur la plaque du four, faire à la cuillère 8 petits tas qui correspondront aux 8 choux. Faire cuire 15 min à 210 °C.

Crème « pâtissière » :
Faire bouillir le lait. Y faire infuser 1 gousse de vanille ouverte en 2, pendant une 1/2 heure. Dans une petite casserole, battre les jaunes d'œuf avec la maïzena et y incorporer petit à petit le lait vanillé. Porter sur le feu et former une crème épaisse. Sucrer après cuisson et refroidir avec l'aspartam.

Crème Chantilly :
Dans un saladier bien froid, battre au fouet la crème bien froide également jusqu'à bonne consistance et incorporer l'aspartam.
Garnir les choux à la poche à douille : 4 à la crème « pâtissière », 4 à la crème Chantilly.

Pain : 80 g par personne 220 cal

Exemple de menus à 3 500 calories par jour

Petit déjeuner

1 fruit ou le jus d'1 fruit (150 g) 80 cal
Lait écrémé (à volonté) ou 1/2 écrémé (250 ml) 115 cal
2 sucres (si nécessaire) dès que l'on rajoute les sucres à l'alimentation 40 cal
Yaourt non sucré ou aux fruits si l'on a repris les sucres 60 à 150 cal
1 fruit ou le jus d'1 fruit (150 g) 80 cal
2 pains au lait ou 2 croissants (pas de beurre) 210 à 360 cal
ou 80 g de pain = 16 cm de baguette = 6 biscottes 220 cal
+ 25 g de beurre 185 cal
ou 6 c. à soupe de céréales + yaourt maigre aux fruits 224 cal
= **479 à 790** cal

LUNDI

Déjeuner

Bœuf bourguignon (250 g gîte ou paleron, 150 g carottes, 200 g oignons, 1 échalote, 1 gousse d'ail, 10 g huile d'olive, 200 ml vin rouge) 700 cal
Pâtes fraîches (250 g pâtes cuites) 275 cal
Gouda au cumin (30 g) 140 cal
Bavarois fraises, fraises des bois (125 + 125 g g des 2 fraises, 50 g crème 20 %, 1 feuille gélatine, jus 1/2 citron) 215 cal
Pain (80 g) 220 cal
= **1 550** cal

Dîner

Tarte au saumon (50 g pâte brisée, 75 g saumon frais, 25 g poitrine fumée, 100 g oseille, 100 g épinards, 1 œuf, 20 g crème fraîche) 575 cal
Salade mexicaine (50 g haricots rouges, 50 g maïs, 1/4 avocat, 50 g salade verte, 2 c. à s. vinaigrette) 460 cal
Yaourt nature (1) 60 cal
Salade poires-mirabelles (30 g mirabelles, 50 g poires) 60 cal
Pain (80 g) 220 cal
= **1 375** cal

MARDI

Déjeuner

Salade de betteraves rouges
(125 g betteraves, 2 c. à s. vinaigrette) 150 cal
Boudin noir (125 g boudin noir) 410 cal
Purée (400 g pommes de terre, 250 ml lait entier, 75 g beurre, 20 g fromage râpé) 645 cal
Soupe de pêche au gingembre
(2 pêches, 10 g gingembre râpé) 146 cal
Pain (80 g) 220 cal
= **1 571** cal

Dîner

Brochette de poissons au beurre blanc
(75 g saumon, 75 g filet merlans, 50 g gambas (1 pièce), 25 g ventrèche fumée) 363 cal
Sauce beurre blanc (1 échalote, 1 c. à s. vinaigre blanc, 30 g beurre) 240 cal
Riz créole (250 g) 270 cal
Gaperon (30 g) 105 cal
Mousse à l'orange (1 orange, jus et zeste, 1 feuille gélatine, 1 œuf – jaune + blanc en neige –, 25 g crème 20 % montée) 170 cal
Pain (80 g) 220 cal
= **1 368** cal

MERCREDI

Déjeuner

Le grand cassoulet au confit de canard
(100 g de viande de confit – 300 cal par pers. –, 100 g saucisses de Toulouse, 50 g jarret de porc, 20 g lardons, 250 g haricots, 3 gousses ail, 1 tomate) 1 065 cal
Epoisse (30 g) 108 cal
Sorbet kiwi (150 g fruits, 1/2 blanc œuf, 1/2 jus citron) 112 cal
Pain (80 g) 220 cal
= **1 505** cal

Dîner

Médaillon de veau curry (120 g filet veau, 10 g beurre, 1/2 jus citron, 20 g crème fraîche, curry) 285 cal
Gratin de macaronis (300 g macaronis cuits, 50 g fromage râpé) 530 cal
Tarte aux pommes (50 g pâte brisée, 2 pommes : 1 pour compote, 1 pour garniture) 370 cal

Pain (80 g) 220 cal
= **1 405** cal

JEUDI

Déjeuner

Salade tiède de lentilles aux lardons
(50 g lentilles vertes crues, 30 g lardons, 2 c. à s. vinaigrette) 240 cal
Navarin d'agneau aux jeunes légumes
(300 g épaule agneau, 1 tomate, 1 gousse ail, 50 g carottes, 50 g navets, 50 g petits oignons, 50 g haricots verts, 150 g pommes de terre ratte nouvelles) 810 cal
Poivre d'âne (50 g) 90 cal
Crêpes au coulis de framboises
(2 crêpes, 50 g framboises) 145 cal
Pain (80 g) 220 cal
= **1 505** cal

Dîner

Légumes farcis (1 tomate, 1 pomme de terre, 1 oignon, 100 g bœuf haché, 100 g chair à saucisses, 20 g mie de pain, 50 ml lait 1/2 écrémé, 1 gousse ail, 1 échalote) 802 cal
Pilpil de blé (200 g) 220 cal
Caillé de brebis aux griottes
(125 g caillé, 100 g griottes) 222 cal
Pain (60 g) 220 cal
= **1 464** cal

VENDREDI

Déjeuner

Salade de haricots verts aux fruits de mer (100 g haricots verts, 50 g moules, 100 g coques, 50 g oignons frais, 1 tomate, 1 c. à s. vinaigrette) 275 cal
Brandade de morue (200 g morue salée, 1 gousse ail, 50 ml lait, 30 g huile olive) 600 cal
Pommes de terre vapeur (250 g) 200 cal
Brin d'amour (50 g) 95 cal
Sorbet citron vodka (1 citron et 1/2, 1/2 blanc œuf, 20 ml vodka, zeste) 120 cal
Pain (80 g) 220 cal
= **1 510** cal

Dîner

Chiffonnade de jambon de Parme aux figues
(50 g jambon, 200 g figues noires bien mûres) 228 cal
Lasagnes (50 g bœuf haché, 50 g oignons, 2 tomates, 25 g mozarella, 25 g parmesan, béchamel : 10 g beurre, 10 g farine, 100 ml lait 1/2 écrémé) 802 cal
Gaufre (1), (25 g farine, 1/2 œuf, 20 ml lait entier) 140 cal
Pain (80 g) 220 cal
= **1 390** cal

SAMEDI

Déjeuner

Salade de cœurs de palmier à la mâche
(100 g cœurs de palmier, 50 g mâche, 2 c. à s .vinaigrette) 165 cal
Cabri à l'oseille (300 g viande cabri, 300 g oseille, 10 g beurre, 30 g crème fraîche, 2 tablettes bouillon de volaille) 740 cal
Pommes de terre au four (1 grosse de 200 g) 160 cal
Salers (50 g) 183 cal
Kaki (1 de 150 g) 95 cal
Pain (80 g) 220 cal
= **1 563** cal

Dîner

Potage poireaux, pommes de terre
(250 g poireaux, 100 g pommes de terre, 1 tablette bouillon de volaille) 174 cal
Spaghetti bolognaises (200 g spaghettis cuits. Sauce : 100 ml sauce tomate, 100 g viande de bœuf hachée, 50 g chair à saucisses, 50 g oignons, 1 gousse ail, 50 g parmesan râpé) 940 cal
Compote de rhubarbe, pomme
(200 g rhubarbe, 100 g pomme) 86 cal
Pain (80 g) 220 cal
= **1 420** cal

DIMANCHE

Déjeuner

Sauté des bois aux langoustines	200 cal
Civet de lièvre	750 cal
Pâtes fraîches	250 cal
Reblochon (60 g)	180 cal
Poires croustillantes	134 cal
Pain (80 g)	220 cal
	= **1 734** cal

Sauté des bois aux langoustines

Temps de préparation : 1 h

500 g de queues de langoustines	450 cal
250 g de girolles	65 cal
250 g de trompettes de la mort	65 cal
60 g de mâche	22 cal
20 ml de vinaigre	12 cal
20 g d'huile de noix	180 cal
10 brins de persil	
Sel, poivre	
	= 794 cal
	Soit **200** cal par personne

Couper le pied terreux des champignons et les laver rapidement.
Décortiquer les queues de langoustines. Dans une grande poêle anti-adhésive, faire cuire les champignons dans l'huile d'olive à feu doux. Cela demande une dizaine de minutes.
Ajouter alors les langoustines décortiquées et les cuire rapidement dans les champignons. Saler, poivrer. Ajouter le hachis de persil finement haché.
Disposer la mâche sur 4 assiettes et répartir dessus le sauté chaud.
Déglacer la poêle avec le vinaigre et arroser les assiettes du petit jus obtenu.
Servir aussitôt.

Civet de lièvre aux pâtes fraîches

Temps de préparation : 1/2 h la veille, 3 h le jour même

1 kg de râble et membres de lièvre	1 320 cal
150 g de lardons	417 cal
100 g d'échalotes	75 cal
150 g d'oignons grelots	51 cal
300 g de carottes	108 cal
300 g de gros oignons	102 cal
300 g de petits champignons de Paris	129 cal

30 g de maïzena	116 cal
50 g d'huile d'olive	450 cal
100 ml de vinaigre de vin	25 cal
30 g sang du lièvre ou à défaut de porc	100 cal
1 l vin rouge	résidu estimé à 100 cal
20 ml de cognac pour flamber	résidu 10 cal
1 bouquet garni : persil, thym, 1 branche romarin	
1/2 feuille laurier	
3 clous de girofle, 1 pincée de 4 épices	
Sel, poivre noir en grains	
	= 3 003 cal
	Soit **750** cal par personne

Préparer les gros oignons : les peler et les couper en tranches. Peler les carottes, les laver et les couper en rondelles. Couper le lièvre en morceaux. Mettre le tout dans un grand récipient. Y ajouter les lardons, le vin rouge, le bouquet garni, les clous de girofle, les grains de poivre noir, le vinaigre. Faire mariner 24 h.

Au bout de ce temps retirer les morceaux de viande, bien les sécher au papier absorbant. Faire de même pour les lardons.

Faire dorer rapidement les lardons à la poêle sans matière grasse. Les réserver et éliminer le gras de la poêle.

Dans l'huile d'olive, faire dorer les morceaux de lièvre sous toutes leurs faces et flamber ensuite avec le cognac. Saler, poivrer les morceaux.

Verser toute la marinade dans une grande cocotte en fonte. La porter à ébullition et flamber le vin.

Ajouter les lardons et le lièvre et mettre à cuire 2 h à feu très doux.

Ajouter alors les petits oignons grelots pelés et les petits champignons de Paris équeutés et lavés et la maïzena dissoute dans un petit verre d'eau froide. Laisser cuire encore 1/2 heure et rajouter alors le sang additionné de la pincée de 4 épices. Faire encore cuire une petite 1/2 heure sans laisser bouillir.

Le civet est prêt à servir !

N.B. : La cuisine du civet est un peu longue. Si cette recette donnée n'est pas présentée avec un lièvre entier qui pèse au moins 3,500 kg mais avec des morceaux, il est bien sûr préférable de cuisiner la bête entière, ce qui permet d'avoir son sang et le foie. Le foie sera alors mixé et délayé avec le sang pour le rajouter en fin de cuisson.

Il est possible de congeler une partie du civet avant d'ajouter champignons et maïzena et il faudra le terminer plus tard avec un peu de sang de porc ; la préparation devient alors très rapide.

Pâtes fraîches

400 g pâtes fraîches	1 000 cal
	Soit **250** cal par personne

Cuire les pâtes fraîches 5 min à l'eau bouillante salée. Les servir égouttées, elles seront dégustées avec la sauce du civet.

Fromage : reblochon (60 g par personne) 180 cal

Pain (80 g) 220 cal

Poires croustillantes

Temps de préparation : 50 min

4 poires	280 cal
4 feuilles de brick	180 cal
10 g de beurre	75 cal
4 c. à café de sucaryl	
	= 535 cal
	Soit **134** cal par personne

Faire 1 sirop avec 1 litre d'eau et 4 c. à café de sucaryl. Y faire cuire les poires 1/2 heure. Bien les égoutter.
Faire fondre le beurre. En badigeonner les 4 feuilles de brick.
Mettre 1 poire au milieu de chaque feuille et former une aumônière. Lier avec un peu de ficelle à rôti qui sera retiré après cuisson. Enfourner 10 min à four à 220 °C. Servir chaud.

Dîner

Omelette aux cèpes	235 cal
Filets de rougets au basilic	235 cal
Riz pilaf	208 cal
Comté (90 g)	360 cal
Framboises	60 cal
Pain (80 g)	220 cal
	= **1 318** cal

Omelette aux cèpes

Temps de préparation : 40 min

8 œufs	600 cal
500 g de cèpes	130 cal
2 c. à soupe d'huile de tournesol	200 cal
1 gousse d'ail	20 cal
Persil, sel et poivre.	
	= 950 cal
	Soit **235** cal par personne

Nettoyer les cèpes sans les laver. Les couper en morceaux. Les faire cuire doucement à l'huile. Ajouter l'ail et le persil. Battre les œufs, saler, poivrer et faire avec les cèpes une omelette baveuse.
N.B. : Pour une omelette plus moelleuse, on peut rajouter 20 ml de lait 1/2 écrémé dans les œufs battus.

Filets de rougets au basilic, riz pilaf
Temps de préparation : 25 min

8 filets de rougets désarêtés (500 g environ)	740 cal
1 c. à soupe d'huile d'olive	100 cal
500 g de tomates fraîches	100 cal
1 bouquet de basilic	
Sel et poivre	
	= 940 cal
	Soit **235** cal par personne

Riz pilaf

220 g riz parfumé	832 cal
Sel	
	Soit **208** cal par personne

Laver et épépiner les tomates. Les couper en petits cubes, les poêler 5 à 10 min dans l'huile d'olive. Saler, poivrer.
Faire cuire les filets de rouget dans une poêle antiadhésive. Saler, poivrer.
Faire cuire le riz à l'eau bouillante salée 10 à15 min suivant le riz. Egoutter. Tenir au chaud.
Ajouter le basilic ciselé dans les cubes de tomates et en recouvrir les filets de rouget. Servir bien chaud avec le riz.

Fromage : comté
(90 g par personne) **360 cal** par personne

Pain : 80 g par personne 220 cal

Framboises

600 g framboises	240 cal
Aspartam à volonté	
	Soit **60** cal par personne

REPAS DE FÊTE

Déjeuner

Coquilles Saint Jacques en coquillelutée	100 cal
Filet de bœuf au foie gras	615 cal
Paillasson de pommes de terre	390 cal
Fromage de chèvre frais	40 cal
Soufflé au rhum	250 cal
Pain (80 g)	220 cal
	= **1 615** cal

Coquilles Saint-Jacques aux petits légumes en coquille lutée

Temps de préparation : 1 h 15

4 belles coquilles Saint Jacques (120 g chair)	90 cal
100 g jeunes carottes	36 cal
100 g haricots verts	24 cal
250 g asperges vertes	63 cal
1 échalote	10 cal
1 tomate	20 cal
20 g beurre	150 cal
Sel, poivre	
	= 393 cal

Soit **100 cal** par personne

Pâte à luter :

400 g de farine
2 c. à soupe d'eau

Faire préparer les coquilles par le poissonnier en gardant la noix, le corail et les coquilles bien lavées (dessus, dessous).
Eplucher et laver les légumes. Couper les carottes en petits bâtonnets. Prélever la pointe des asperges sur une longueur de 5 cm. Couper la tomate en petits dés. Hacher très finement l'échalote.
Faire cuire séparément chaque petit légume à l'eau bouillante salée : 7 min pour les carottes, 3 min pour les haricots verts, 2 min pour les asperges.
Dans chaque coquille, disposer les légumes puis, dessus, la noix de Saint-Jacques escalopée en trois et le corail. Parsemer de cubes de tomate et de l'échalote hachée. Saler, poivrer légèrement. Recouvrir la coquille et la fermer bien hermétiquement avec un boudin de la pâte.
Jusqu'à ce stade, la préparation peut être faite à l'avance. Au dernier moment, faire cuire 10 min à four préchauffé à 240 °C.
Pour enrichir la recette, on peut rajouter dans les coquilles 10 ml de jus de truffe ou un petit hachis de truffes !

Filet de bœuf au foie gras

Temps de préparation : 20 min la veille, le jour même 1/2 h

600 g filet de bœuf	1 080 cal
300 g foie gras frais	1 380 cal
Sel, poivre	
	= 2 460 cal
	Soit **615** cal par personne

Paillasson de pommes de terre

Temps de préparation : 1/2 h

800 g de pommes de terre	672 cal
120 g de beurre	900 cal
Sel, poivre, muscade	
	= 1 572 cal
	Soit **390** cal par personne

Préparation du rôti :

Escaloper le foie gras. L'assaisonner de sel et de poivre. Le poêler rapidement sur les 2 faces dans une poêle antiadhésive. Bien l'égoutter sur du papier absorbant. Le laisser refroidir.

Couper le rôti en 2 parties égales dans le sens de la longueur, disposer le foie gras entre les 2 tranches et ficeler le rôti.

Laisser reposer 24 h au froid. Le jour du repas, faire saisir le rôti des deux côtés dans une poêle antiadhésive et finir de le cuire à 220 °C pendant 15 min.

Préparation du paillasson :

Peler et laver les pommes de terre. Bien les essuyer et les râper à la grosse râpe. Dans une poêle, mettre à fondre les 2/3 du beurre et bien tasser les pommes de terre râpées. Saler, poivrer. Disposer le beurre restant en parcelles sur le dessus de la galette ainsi formée. Cuire doucement jusqu'à ce que le dessous soit doré (environ 10 min) et retourner à l'aide d'un couvercle et faire glisser dans la poêle pour cuire la deuxième face, jusqu'à ce qu'elle soit dorée (5 min).

Présentation :

Découper le rôti et présenter 2 tranches par assiette. Déglacer le plat avec un peu d'eau chaude, pour obtenir un petit jus. Disposer dans l'assiette 1/4 du paillasson. Répartir le jus et servir très chaud. Le paillasson peut être cuit en 4 petites poêles à blinis, pour obtenir 4 petites galettes.

Fromage : chèvre frais (20 g par personne) 40 cal

Soufflé au rhum

Temps de préparation : 15 min. Temps de cuisson : 20 min

8 jaunes d'œufs	440 cal
10 blancs d'œufs	200 cal
20 g de maïzena	76 cal
400 ml de lait 1/2 écrémé	184 cal
3 c. à café de sucaryl	
40 ml de rhum	100 cal
	= 1 000 cal
	Soit **250** cal par personne

Délayer la maïzena dans les 8 jaunes d'œuf.
Faire bouillir le lait et l'incorporer petit à petit au mélange maïzena-jaunes d'œufs. Porter à feu doux en tournant sans arrêt à la cuillère de bois jusqu'à épaississement.
Ajouter le rhum et le sucaryl. Battre les blancs en neige et les incorporer délicatement au dernier moment.
Verser dans un moule à soufflé et faire cuire 20 min à four préchauffé et 200 °C sans ouvrir le four. Servir aussitôt.

Pain : 80 g par personne 220 cal

Dîner

Risotto aux fruits de mer	572 cal
Salade frisée aux noix	240 cal
Bananes flambées	312 cal
Pain (80 g)	220 cal
	= **1 344** cal par personne

Risotto aux fruits de mer

Temps de préparation : 1 h

250 g de riz grain rond	945 cal
250 g de queues de langoustines décortiquées	225 cal
20 ml d'huile olive	180 cal
200 g de chair de coques (soit environ 1 kg de coquillages)	94 cal
200 ml de vin blanc	128 cal
500 ml de bouillon (500 ml eau + 2 tablettes bouillon volaille)	20 cal
1 oignon (200 g)	92 cal
40 g de beurre	300 cal
80 g de parmesan	304 cal
	= 2 288 cal
	Soit **572** cal par personne

Peler l'oignon et l'émincer finement. Le faire revenir dans le beurre à feu doux jusqu'à ce qu'il devienne translucide. Ajouter le riz. Le faire revenir quelques minutes.
Verser le bouillon et le vin blanc peu à peu sans cesser de remuer jusqu'à ce que le liquide soit complètement absorbé. Cela demande environ 15 min.
Pendant ce temps, poêler rapidement les langoustines dans l'huile d'olive et les ajouter au riz. Faire éclater les coques. Les décoquiller. Les rajouter au riz ainsi que le jus filtré. Enfin, ajouter le parmesan râpé, bien mélanger et servir bien chaud en 4 assiette creuses.

Salade frisée aux noix

Temps de préparation : 15 min

200 g frisée	32 cal
100 g noix	530 cal
8 c. à soupe vinaigrette à l'huile de noix	400 cal
Ciboulette	
	= 962 cal
	Soit **240** cal par personne

Trier et laver la salade. Casser les noix en petits morceaux. Assaisonner d'une bonne vinaigrette à l'huile de noix et parsemer de ciboulette.

Bananes flambées

Temps de préparation : 20 min

4 bananes de 150 g	600 cal
50 g de beurre	400 cal
100 ml de rhum	250 cal
2 c. à soupe aspartam	
	= 1 250 cal
	Soit **312** cal par personne

Peler les bananes. Faire fondre le beurre dans une poêle. Y faire dorer doucement les bananes. Les aligner dans un petit plat en métal et flamber avec le rhum chaud. Saupoudrer ensuite d'aspartam.

Pain : 80 g par personne 220 cal

14. Conclusion

Notre projet a été de vous faire comprendre les différents éléments rendant efficace un régime. La régularité en est la caractéristique essentielle : régularité du nombre de repas par jour, du nombre d'aliments au cours de chaque repas, des quantités de chaque aliment d'un jour sur l'autre sont les bases de la nécessaire rééducation alimentaire. Si l'on accepte de régulariser son alimentation, la vitesse d'amaigrissement est décuplée par rapport à n'importe quel autre régime.
Sans risque et sans apport médicamenteux d'aucune sorte, l'amaigrissement se fait sans difficulté, puisqu'on passe à un niveau supérieur dès qu'on resssent une trop grande sensation de faim. On choisit sa vitesse d'amaigrissement.

La *phase d'amaigrissement* est bien sûr essentielle, non seulement à cause de ses résultats spectaculaires, mais encore par la prise de conscience d'une nécessaire réorganisation de l'alimentation qui deviendra une véritable discipline de vie.

La *phase de réaugmentation calorique* par paliers est une nouveauté par rapport aux régimes à la mode, qui proposent un amaigrissement à niveau calorique constant dont les effets s'amenuisent au fil des semaines ; les remontées caloriques n'y sont pas envisagées, ou très approximativement, ce qui est tout à fait inefficace. Cette phase de réaugmentation permet d'aller à la recherche du niveau de stabilisation, qui est variable selon les individus.

La *phase de stabilisation* permet de comprendre à quel niveau d'alimentation il n'y a plus d'amaigrissement, c'est-à-dire le niveau qui permet une stabilisation du poids lorsque cette alimentation est suivie sans écarts ni à-coups. La stabilisation du poids et le retour à la vie normale (invitations, pâtisseries...) sont en effet l'étape ultime du succès de l'opération.

Notre méthode vous a permis de rester intégré à la vie familiale... Tous nos menus vous l'ont prouvé. La sortie du régime et l'alimentation à long terme vous permettent de reprendre une vie sociale et de goûter aux plaisirs de l'existence sans risque.

Elle est l'aboutissement d'une nouvelle hygiène alimentaire qui n'est plus victime d'une éducation mal faite ou d'une vie irrégulière, mais un élément à part entière de la vie quotidienne.

Notre but n'est pas de faire de vous une belle statue dans un monde de restriction, mais une jolie silhouette qui marche dans les plaisirs de la vie quotidienne.

Pour terminer notre propos, nous vous souhaiterons le même humour que celui de Jean Cocteau, et de répondre à votre meilleure amie qui s'enquiert avec envie de vos progrès et peut-être de vos succès : « Que veux-tu ma chère, j'ai maintenant une magnifique santé… en fil de fer ».

Table des matières

Table des tableaux